KNAUR
MENSSANA

DR. MED. CARSTEN LEKUTAT

Der Vital-Code

Entschlüssle die Signale deines Körpers
für ein langes und gesundes Leben

KNAUR
MENSSANA

Besuchen Sie uns im Internet:
www.mens-sana.de

MIX
Papier | Fördert gute Waldnutzung
FSC® C083411

Originalausgabe Februar 2025

Ein Imprint der Verlagsgruppe
Droemer Knaur GmbH & Co. KG
Maria-Luiko-Straße 54, 80636 München

Redaktion: Anke Schenker
Covergestaltung: ZERO Werbeagentur, München
Coverabbildung: Gestaltung unter Verwendung von Thomas Duffé
Satz und Layout: Adobe InDesign im Verlag
Druck und Bindung: CPI books GmbH, Leck
ISBN 978-3-426-56165-2

Kontaktadresse nach
EU-Produktsicherheitsverordnung:
produktsicherheit@droemer-knaur.de

2 4 5 3 1

Entspanne dich.
Lass das Steuer los.
Trudle durch die Welt.
Sie ist so schön.
Kurt Tucholsky

Biohacking ist der Punk gegen
die Grenzen des Menschseins.
sudo snglrt -on

Inhalt

1 Biohacking *Der Weg der Selbstoptimierung* 9

2 Langlebigkeit *Die Zukunft der Medizin* 17

3 Der Vital-Code *Schlüssel zur Gesundheit* 27

4 Vorsorge *Chancen und Risiken* 43

5 Cholesterin *Freund oder Feind?* 53

6 Präventivmedizin *Revolution der Gesundheit* 63

7 Stielwarzen *Warnsignal für Insulinresistenz* 79

8 Entzündungen *Der stille Feind* 89

9 Blutbilder *Mehr als nur Zahlen* 103

10 Parasiten *Unerwartete Verbündete* 113

11 Omega-3 *Wundermittel oder Mythos?* 127

12 Fasten *Der Jungbrunnen im Alltag* 135

13 Smartwatches *Gesundheit am Handgelenk* 147

14 Augenzwinkern *Botschafter des Körpers* 161

15 Stress *Der heimliche Alterungsbeschleuniger* 169

16 Schlaf *Das unterschätzte Elixier* 177

17 UPFs *Die versteckte Gefahr in unserer Nahrung* 183

18 Blaumachen *Die Kunst der Lebensfreude* 193

19 Hormone *Dirigenten des Alterns* 203

20 Lebensverlängerung *Medikamente versus Lifestyle* 217

21 Gesundheit *Jetzt handeln für morgen* 227

22 Biohacking *Evolution in unseren Händen* 241

Literatur 245

1
Biohacking
Der Weg der Selbstoptimierung

Warum man ohne Energie keinen Marathon laufen sollte

So ein Marathon kann ganz schön lang sein. Genau genommen 42,195 Kilometer. Und genau diese Strecke hatte ich mir an diesem Tag im Spätsommer vorgenommen. Der Berlin-Marathon ist immer ein großes Event – für uns als Hobbyläufer eher eine Party als ein Wettkampf. Es geht ums Dabeisein, um die Freude am Laufen, die Gemeinschaft und den Spaß am Leben. Ich liebe das Laufen und empfinde dabei eine seltsam befriedigende Erfüllung. Doch irgendwie nicht an diesem Tag.

Ich hatte gerade einmal acht Kilometer hinter mir und bemerkte bereits, wie mich meine Kräfte verließen. Seltsam, denn eigentlich hatte ich mich beim Start noch fit gefühlt. Doch problematisch war nicht nur der Lauf an sich, sondern dass meine Frau mit mir lief. Und noch problematischer, dass sie selbst überhaupt keine Schwäche zeigte, sondern leichtfüßig neben mir hertrabte und mir nebenbei noch lange Geschichten aus ihrem Leben erzählte – während ich selbst kaum noch Luft bekam und meine Beine schmerzten. Und meine männliche Seele schmerzte ebenfalls.

Bei Kilometer zehn musste ich mir zumindest im Stillen eingestehen, dass es mir nicht wirklich gut ging. Meine Frau verlangsamte etwas und sagte: »Dann brich doch bitte ab.« Und natürlich hatte sie recht. Als Sportmediziner sage ich meinen

Patienten ja auch, dass man auf die innere Stimme des Körpers hören und seine eigenen Grenzen anerkennen soll.

Aber doch nicht nach nur zehn Kilometern! Ich war verzweifelt. Und natürlich brach ich nicht ab. Ich war einfach zu stolz – ohne Luft und völlig kaputt, aber zu stolz, um die richtigen Konsequenzen zu ziehen.

Meine Frau ist keine passionierte Läuferin. Sie trabt ab und zu ein wenig durch den Wald und wollte mich auf diesem Marathon eigentlich nur ein paar Kilometer begleiten, um dann vorzeitig abzubrechen und mit dem Bus zum Ziel zu fahren, wo sie mich, den Helden über 42,195 Kilometer, empfangen wollte. Doch nun kam alles ganz anders.

Natürlich quälte ich mich weiter, nur um bloß keine Schwäche zu zeigen. Es war bekloppt, es war falsch, aber ich konnte nicht anders. Mit jedem Kilometer spürte ich, wie die Kraft meinen Körper verließ. Ich wurde immer langsamer. Durst! Ich hatte Durst! Bananen! Ich wollte Bananen!

Für diesen Marathon brauchte ich deutlich mehr als sechseinhalb Stunden. Geplant waren weniger als vier. Während des gesamten Laufs kam ich nicht dahinter, was an diesem Marathontag mit mir los war. Warum hatte mich die komplette Kraft verlassen? Warum war mein Energiehunger so groß, und warum wollte ich dauernd gesüßten Tee und Bananen in mich reinstopfen, als gäbe es kein Morgen? Doch auch nach dem Lauf ging es mir nicht wirklich besser. Ich atmete tief und schwer und musste den ganzen Nachmittag weiter süße Getränke und süße Lebensmittel nachfüllen. Am Abend, als ich noch immer völlig fertig auf der Couch lag, fiel es mir wie Schuppen von den Augen: Metformin!

Ich bin nicht nur Arzt, ich bin auch Biohacker. Okay, viele meiner Patienten und Freunde würden behaupten, ich bin ein zwanghafter Selbstoptimierer. Ein bisschen Nerd, ein wenig Freak. Auf Partys nicht unbedingt der beliebteste Gast – zumindest nicht, wenn es ungesundes Essen gibt und jemand den

Fehler macht, meine Meinung dazu wissen zu wollen. Aber hey: Brokkoli geht doch immer!

Das Wort »Selbstoptimierer« gefällt mir natürlich nicht besonders. Mit »Biohacker« bin ich hingegen ganz zufrieden, denn das klingt für mich ein wenig nach »Held«. Es weckt Bilder von einem schwarzen Hoodie in dunklen Räumen, von Glory und Iron Man – also dem Superhelden, nicht dem in Hawaii.

Im Kern geht es beim Biohacking darum, die Kontrolle über die eigene Biologie zu übernehmen. Wir wollen unseren Körper und unseren Geist gezielt »hacken«, um uns und die Welt um uns herum zu verbessern – für bessere Leistung, mehr Wohlbefinden und mehr Gesundheit. Glaubt man den Biohackern, dann ist unser Körper ein wenig wie ein Computer, den man programmieren, upgraden und optimieren kann, wenn man nur weiß, wie. Und wie an einem Computer basteln wir Biohacker deshalb auch ständig an uns selbst herum. Wir experimentieren mit verschiedenen Methoden und Techniken, immer auf der Suche nach dem vollen Potenzial. Und es gibt viel zu basteln: von Ernährungsumstellungen, Fitnessprogrammen bis hin zur Verwendung verschiedener Medikamente – nahezu alles scheint möglich.

Abwägen von Nutzen und Risiken

Allerdings hat Biohacking auch Risiken. Einige Praktiken können gefährlich sein, und nicht alle Methoden sind wissenschaftlich fundiert. Deshalb teste ich neue Ansätze zunächst an mir selbst, ehe ich sie möglicherweise meinen Patienten empfehle.

Eine dieser Methoden, die ich gerade an mir selbst ausprobierte, war die Gabe von Metformin. Dieses Medikament wird für die Behandlung der Zuckerkrankheit eingesetzt und ist ein

Standardpräparat für Diabetiker. Interessanterweise verlängert Metformin auch das Leben von Mäusen, selbst wenn sie keine Zuckerkrankheit haben.

Ich habe keinen Diabetes, aber ein um 5 Prozent verlängertes Leben würde mir schon gefallen. Bei Männern in Deutschland wären das immerhin fast vier Jahre mehr. Wir würden im Durchschnitt also nicht nur 78 Jahre, sondern fast 83 Jahre alt werden. Das ist viel Zeit. Vier Jahre können zum Beispiel den Unterschied ausmachen, ob man seine Urenkel noch kennenlernen kann oder nicht. Grund genug für mich, das mit dem Metformin einmal auszuprobieren.

Nun, ganz ehrlich: Es ist keine kluge Idee, einen Marathon zu laufen, während man Metformin nimmt. Die Energiebereitstellung im Körper ist dermaßen eingeschränkt, dass man kaum noch Power hat. Es ist nicht so, dass man einfach nur langsamer wird und sich irgendwann hinsetzen muss. Metformin kann in solchen Extremsituationen nicht nur bremsen, sondern sogar gefährlich werden. Es kann zu einer Laktatazidose bis hin zum Koma führen.

Mein Leistungsabfall und das enorme Energiedefizit beim Berlin-Marathon waren wahrscheinlich auf die Metformin-Einnahme zurückzuführen. Während des Laufs habe ich den Zusammenhang leider nicht erkannt, und am Abend, als ich völlig erschöpft auf der Couch lag, wurde mir dann angst und bange. So sollte Biohacking nicht sein! Meine Frau schüttelte nur den Kopf, als sie mir half, die dünne Nadel in meine Vene einzuführen, um mir selbst eine Infusion zu geben, die meine Stoffwechselstörung korrigieren sollte.

Während ich recht in mich gekehrt auf der Couch lag und die Infusionslösung betrachtete, die langsam meinen Normalzustand wiederherstellte, arbeitete es in meinem Kopf. Ist Selbstoptimierung zu jedem Preis sinnvoll? Sollten wir alles versuchen, was die moderne Medizin uns bietet? An diesem Abend wurde mir klar, dass Biohacking-Maßnahmen immer auch individuell angepasst werden müssen. Als Arzt behandle ich schließlich auch nicht alle Patienten gleich und setze jede verfügbare Therapie ein. Stattdessen wäge ich jedes Mal ab, ob mein jeweiliger Patient für diese Art von Behandlung infrage kommt und ob sie ihm nützt oder eher schaden könnte. Warum sollte das bei Biohacking-Maßnahmen anders sein?

Die wissenschaftlichen Untersuchungen an Mäusen, die die Effekte der Langlebigkeit von Metformin belegen, können wir natürlich nicht eins zu eins auf den Menschen übertragen, auch wenn das die Hoffnung vieler Biohacker ist. Aber selbst wenn es so wäre: Es handelt sich um statistische Mittelwerte, und nicht jeder Mensch wird im gleichen Maße davon profitieren.

Die Vielfalt der Methoden – maßgeschneiderte Lösungen für jeden

Wir benötigen also auch im Bereich der Lebensoptimierung »Einstiegspunkte«, also Indikationen, wann wir eine Maßnahme beginnen und wann wir lieber die Finger davon lassen sollten. Vorsorgliche Maßnahmen müssen ebenfalls sehr individuell betrachtet werden. Und dabei denke ich nicht nur an die Gabe von Medikamenten. Ein häufiger Versuch, das Leben gesünder zu gestalten, besteht zum Beispiel in der Optimierung unserer Ernährung. Schon hier zeigt sich, dass nicht jede Ernährungsform für jeden Menschen gleichermaßen geeignet ist. Was dem einen guttut, kann für den anderen weniger hilfreich sein. Die Kunst des Biohackers besteht darin, genau diese Individualität zu erkennen.

Im Falle von Metformin war mir das – zumindest im Nachhinein – ziemlich klar. Wenn man einen Marathon läuft: Hände weg von diesem Medikament. An Tagen, an denen ich mich jedoch nicht körperlich verausgabe, könnte Metformin dennoch hilfreich sein.

Trotz meiner Erfahrung beim Berlin-Marathon bin ich weiterhin überzeugt, dass Biohacking eine sinnvolle Methode ist. Wir haben so viele Möglichkeiten, unser Leben in die richtige Richtung zu schubsen, dass wir das auch regelmäßig tun sollten. Wie weit wir dabei gehen, bleibt jedoch jedem selbst überlassen. Schon ein Verdauungsspaziergang nach einer üppigen Mahlzeit ist Biohacking. Durch die kurz ansteigende körperliche Belastung nach dem Essen verändern wir unseren Insulinspiegel und verhindern Entzündungen im Körper. Das ist Biohacking! Wenn ich meinem Hund über den Kopf streichle, wird in meinem Hypothalamus und meiner Hirnanhangsdrüse Oxytocin ausgeschüttet. Dieses Hormon sorgt nicht nur für Wohlbefinden bei mir und meinem Hund, sondern verbessert meinen Fettstoffwechsel und kann sogar das Wachstum von Krebszellen regulieren. Das ist Biohacking!

Jetzt könnte man sagen: Das ist doch super, also sollte jeder Mensch mehrmals am Tag einem Hund über den Kopf streicheln. Meine Hündin würde dem sofort zustimmen. Aber medizinisch gesehen gibt es in der Tat Menschen, die das besonders häufig tun sollten. Wir wissen zum Beispiel, dass soziale Vereinsamung im Alter nicht nur zu Depressionen führt, sondern handfeste körperliche Erkrankungen nach sich ziehen kann. Daher haben einige Pflegeheime damit begonnen, Tierbesuche nicht nur zu erlauben, sondern gezielt Therapiehunde einzusetzen, um die Gesundheit der Bewohner zu verbessern. Auch das ist Biohacking, und hier sehen wir sogar eine besondere und individuelle Indikation dafür.

In diesem Buch werden wir uns damit beschäftigen, welche Methoden die moderne Medizin zur Verbesserung unseres Lebens bietet, und gemeinsam versuchen, unsere Chancen auf ein langes und gesundes Leben zu erhöhen. Dies soll jedoch kein herkömmlicher Ratgeber für Anti-Aging-Maßnahmen sein. Die moderne Langlebigkeitsmedizin ist zwar unglaublich spannend – ich stehe immer wieder wie ein kleiner Junge mit großen Augen im Spielzeugladen vor der Vielzahl der Biohacking-Methoden –, aber wir dürfen nicht vergessen, dass nicht jede Methode für jeden Menschen gleichermaßen passt oder sinnvoll ist. Und genau das wollen wir herausfinden: Welche Methoden sind für wen geeignet?

Lassen Sie uns also gemeinsam zum Biohacker werden. Suchen Sie sich den nächsten Hund, streicheln Sie ihm über den Kopf, und los geht's.

Gut zu wissen: Biohacking – Chancen und Risiken

Fakten

Was ist Biohacking?

- Methode zur gezielten Optimierung von Körper und Geist
- Ziel: Verbesserung von Leistung, Wohlbefinden und Gesundheit
- Vergleich: Körper als »Computer«, den man upgraden kann

Beispiele für Biohacking

- Ernährungsumstellung
- Fitnessprogramme
- Einsatz von Medikamenten

Risiken

- Nicht alle Methoden wissenschaftlich erwiesen
- Mögliche Gesundheitsgefahren bei falscher Anwendung

Bis hierhin

- Individuelle Anpassung der Methoden notwendig
- Abwägung von Nutzen und Risiken erforderlich
- Nicht jede Methode ist für jeden geeignet

Wie geht es weiter?

Biohacking kann sinnvoll sein, erfordert aber einen verantwortungsvollen Umgang mit dem Thema und individuelle Anpassung. Es reicht von einfachen Alltagsmaßnahmen bis hin zu komplexen medizinischen Interventionen.

2
Langlebigkeit
Die Zukunft der Medizin

Die Vision Longevity

Wo willst du in 800 Jahren leben? Dieser Satz schwirrte mir über viele Wochen im Kopf herum. Nicht etwa, weil mich das Thema Wohnen im Jahr 2823 wirklich beschäftigte – die Mietpreise in Berlin sind bereits in den letzten Jahren so stark gestiegen, dass ich mir gar nicht ausmalen möchte, wie sie sich in den nächsten 800 Jahren entwickeln werden. Nein, dieser Satz ging mir immer wieder durch den Kopf, weil genau dieser Spruch auf einem Wahlplakat der Partei für schulmedizinische Verjüngungsforschung an einer Laterne vor meinem Praxisfenster hing. Schwer zu glauben, aber diese Partei gibt es wirklich. Jedes Mal, wenn ich von meinem Schreibtisch aufstand, um einen Patienten in mein Sprechzimmer zu rufen, fiel mein Blick auf genau diesen Satz. Ist ja vielleicht auch nicht der schlechteste Start in eine ärztliche Konsultation.

Nun gut, die Partei für schulmedizinische Verjüngungsforschung ist eine kleine politische Gruppierung in Deutschland, die sich fast ausschließlich mit nur einem Thema beschäftigt: der medizinischen Verlängerung des menschlichen Lebens. Aber das Thema Langlebigkeit, oder »Longevity« auf Neudeutsch, scheint wohl inzwischen in der Öffentlichkeit angekommen zu sein – zumindest an den Berliner Straßenlaternen.

Ja, wo will ich eigentlich in 800 Jahren leben? Wenn ich dieses Thema mit Freunden bei einem fröhlichen Zusammensein bespreche, höre ich meistens Antworten wie »Ich will gar nicht so lange leben«, »80 Jahre reichen mir völlig« oder »Der Mensch ist nicht für so ein langes Leben gemacht«. Klingt alles plausibel, aber ist das wirklich so? Sind Lebewesen aus gutem Grund sterblich *by design*? Und wollen die meisten von uns wirklich und aus gutem Grund keine 800 Jahre alt werden?

Wenn ich, ohne die Theorie der Longevity oder die Wohnsituation in 800 Jahren anzusprechen, die gleichen Freunde frage, ob sie *morgen* gerne noch leben würden, dann sagen sie immer »Ja, natürlich«. Dabei schauen sie mich ein wenig besorgt an – schließlich bin ich Arzt und könnte vielleicht etwas Krankhaftes an ihnen entdeckt haben, was ihnen selbst noch nicht aufgefallen ist. Egal, wie alt meine Freunde sind, auf die Frage, ob sie morgen noch leben möchten, sagen alle »Ja« – vorausgesetzt, sie sind gesund.

Dieser unbedingte Lebenswunsch kann sich dramatisch ändern, wenn die Gesundheit fehlt – wie ich leider auch regelmäßig in der Praxis erfahren muss. Wer krank ist, hoffnungslos, voller Schmerzen und kein eigenständiges Leben mehr führen kann, möchte nicht unbedingt morgen noch am Leben sein.

Wenn ich eine Partei wäre, würde mein Laternenplakat eher so aussehen: »Möchtest du in 800 Jahren noch gesund sein?« Diese Frage klingt schon ganz anders. Man könnte sie einfach mit einem »Ist egal, in 800 Jahren bin ich eh tot« beantworten. Oder man lässt sich auf das Gedankenspiel ein, dass es eine klitzekleine theoretische Möglichkeit gibt, in 800 Jahren doch noch auf diesem Planeten zu sein. Wer weiß schon, was die Zukunft bringt?

Zumindest der englische Altersforscher Aubrey de Grey ist davon überzeugt, dass das Altern ein lösbares Problem darstellt und dass die ersten Menschen, die 1000 Jahre alt werden könnten, bereits geboren sind und unter uns weilen. Eine gewagte These, und die Ansichten von de Grey werden weltweit sehr kontrovers diskutiert. Aber immerhin hören ihm viele seriöse

Wissenschaftler zu, und viele seiner Ideen sind alles andere als nur heiße Luft.

Auf die Frage: »Möchtest du in 800 Jahren noch gesund sein?«, können wir also nicht einfach und guten Gewissens mit einem »Nein« antworten. Ich gehe davon aus, dass jeder von uns, sollte er im äußerst unwahrscheinlichen Fall in 800 Jahren doch noch leben, absolut gerne gesund wäre. Schließlich werden bestimmt auch im Jahr 2823 die Pflegeheime nicht die erstrebenswertesten Ort sein, um seine irdische Zeit zu verbringen.

Healthspan – die Bedeutung gesunder Lebensjahre

Unsere Lebenserwartung hat sich in den letzten 200 Jahren ungefähr verdoppelt. Im späten 19. Jahrhundert betrug sie für Männer noch knapp 36 Jahre und für Frauen 39 Jahre. Heute können Männer in Deutschland durchschnittlich rund 78 Jahre alt werden, Frauen sogar 83. Wenn wir jedoch über unsere eigene Spezies hinausblicken, entdecken wir noch beeindruckendere Lebensspannen. Ein Grönlandhai kann bis zu 500 Jahre alt werden und der Vulkanschwamm *Anoxycalyx joubini,* der in den Tiefen des antarktischen Ozeans lebt, sogar bis zu 10 000 Jahre. Wenn Sie dem Schwamm die Frage stellen würden: »Wo willst du in 800 Jahren leben?«, wäre seine Antwort vermutlich: »Über meine Jugendjahre habe ich mir noch keine Gedanken gemacht.«

Ganz gleich, wie wir zu einem Lang-länger-am-längsten-Leben stehen, eins ist wahrscheinlich unbestritten: Wir wollen vor allem gesund sein. Fit, leistungsfähig und selbstbestimmt mitten im Leben stehend, egal, ob mit 0 oder mit vielleicht möglichen 120 Jahren. Altersmediziner sprechen hier von der *Healthspan,* der »Gesundheitsspanne« – also der Phase im Leben, in der ein

Mensch gesund und frei von schweren Krankheiten oder Einschränkungen ist.

Im Gegensatz zur Lebensspanne *(Lifespan)*, die die gesamte Lebensdauer einer Person angibt, konzentriert sich die Healthspan auf die Qualität dieser Jahre. Es geht jetzt also nicht mehr nur darum, lange zu leben, sondern auch möglichst lange gesund und aktiv zu bleiben. Konzentrieren wir uns auf die Verlängerung unserer Healthspan, könnte eine unerwartete Nebenwirkung auftreten: Wir könnten automatisch auch länger leben! Ha, erwischt! Denn vielleicht ist eine Lebensverlängerung einfach ein Nebeneffekt guter Gesundheit – nach dem Motto: Wenn ich Healthspan habe, bekomme ich Lifespan gleich mit dazu.

Natürlich können auch gesunde Menschen sterben, das bringt das Leben leider so mit sich. So wie eine Porzellantasse eigentlich ewig in der Küche stehen könnte, aber zerbricht, wenn sie uns runterfällt, ist auch das Leben von gesunden Menschen nicht vor Unfällen oder Pech gefeit. Aber im Großen und Ganzen sind Krankheiten und Alterungsprozesse nach wie vor die Hauptursache für das Sterben. Aber gibt es da eigentlich einen Unterschied? Könnte es sich bei Alterungsprozessen nicht auch um Krankheiten handeln? *Anoxycalyx joubini,* der Vulkanschwamm, würde uns sicherlich lauthals zustimmen.

Aber weg vom Schwamm und hin zum Menschen. Nehmen wir das Beispiel des Typ-2-Diabetes, des sogenannten Alterszuckers. Bis weit ins 20. Jahrhundert hinein galt unter Medizinern die Auffassung, dass Typ-2-Diabetes größtenteils eine Erkrankung der älteren Generation sei, eng verknüpft mit dem natürlichen Alterungsprozess und somit ein gewöhnlicher, unvermeidbarer Teil des menschlichen Älterwerdens. Auch heute noch wird häufig der Begriff »Alterszucker« verwendet, obwohl immer mehr jüngere Menschen an dieser Form der Zuckerkrankheit erkranken und wir Ärzte unser Augenmerk zunehmend auf den Lebensstil der Patienten richten statt auf ihr Lebensalter.

Beim Diabetes wissen wir inzwischen, dass es sich um eine

Krankheit handelt, die erst mal nichts mit dem Alter zu tun hat. Könnten hinter anderen Alterungsprozessen unseres Körpers vielleicht ebenfalls Krankheiten stecken, die wir bisher nicht als solche erkennen und als »normale« Erscheinungen unseres Älterwerdens abtun? Eins ist klar: Viele altersassoziierte Erkrankungen haben das Potenzial, unser Leben zu verkürzen bzw. zu beenden, doch ihre rechtzeitige Therapie kann unser Leben verlängern. Herzinfarkt, Schlaganfall, Diabetes, viele Tumorerkrankungen – ich könnte diese Liste gefühlt endlos fortführen – sind alles Krankheiten, die wir vor allem bei älteren Menschen erwarten und die regelmäßig zum Tod führen. Doch sie können häufig vermieden oder zumindest begrenzt werden, wenn wir sie oder ihre Risikofaktoren und Vorstufen rechtzeitig erkennen. Osteoporose, Arthrose, Sehstörungen, Gedächtnisverlust usw. führen zwar nicht zwangsläufig zum Tod, sie können uns das Leben aber zur Hölle machen. Auch hier bietet eine sogenannte *präemptive Therapie* – also eine Behandlung, bevor die Krankheit tatsächlich ausbricht – ein enormes Potenzial.

Präemptive Therapie – ein neuer Ansatz

Hier sollten wir einen kurzen Moment innehalten. Ich spreche in diesem Zusammenhang wirklich von einer *Therapie,* nicht nur von einer allgemeinen Anpassung des Lebensstils. Also von der Therapie einer Krankheit, die noch gar nicht ausgebrochen ist. Tatsächlich stehen uns in der heutigen Medizin Methoden zur Verfügung, die weit über allgemein gefasste Lifestyle-Ratschläge hinausgehen. »Iss mehr Gemüse und beweg dich«, ist zwar ein toller Tipp, aber er wird der modernen Longevity-Medizin bei Weitem nicht gerecht.

Ich weiß schon: Etwas zu therapieren, was aktuell noch nicht vorliegt, sondern nur in der Zukunft droht, stellt die herkömmliche Medizin ziemlich auf den Kopf. Es ist ein, sagen wir mal, »anderes« Konzept von Krankheit. Aber moderne Langlebigkeitsmedizin – oder auch Langgesundheitsmedizin – sollte heutzutage deutlich individueller und zielgerichteter sein, als nur allgemeine Lifestyle-Ratschläge rauszuhauen. Nicht jeder Mensch profitiert von mehr Brokkoli. Einige Menschen profitieren von einer Cholesterinsenkung – aber nicht alle. Manche sollten mehr Kraftsport machen – aber nicht alle. Für einige ist regelmäßiges Fasten sinnvoll – doch auch das gilt nicht für alle.

Mit diesen modernen Methoden der Longevity-Medizin wollen wir uns beschäftigen: neuen Therapien und Interventionen, die unser Leben gesünder und sogar länger machen können. Diese Therapien stehen uns bereits heute zur Verfügung. Es ist ein Plädoyer für eine individuelle Präventivmedizin, für eine Therapie, die beginnt, lange bevor die Krankheit ausbricht. Denn wir haben viel zu gewinnen.

Es klingt vielleicht banal, doch wenn ich eine Krankheit verhindere, tritt sie schlicht nicht auf. Das wirkt simpel, ist es auf den zweiten Blick aber nicht, denn wenn eine Krankheit nicht auftritt, kann ich nicht an ihr sterben. Selbst wenn ich eine Krankheit nur hinauszögern kann – zum Beispiel durch eine präemptive Therapie –, könnte diese gewonnene Zeit ausreichen, bis die Wissenschaft eine Heilung dafür findet.

In diesem Zusammenhang denke ich immer an das tragische Schicksal von Freddie Mercury, dem Leadsänger der britischen Rockband Queen, bekannt für seine kraftvolle Stimme und seine extravaganten Bühnenauftritte. Er starb im Jahr 1991 an Aids – nur fünf Jahre bevor die sogenannte *hochaktive antiretrovirale Therapie* (HAART) eingeführt wurde. Fünf Jahre trennten ihn von der rettenden Therapie. Nur fünf Jahre!

Wer kann schon sagen, wie lange es dauern wird, bis wir eine Heilung für die Krankheit finden, die uns vielleicht das Leben kosten könnte? Wie weit werden wir von der rettenden Therapie entfernt sein? Wie knapp werden wir sie verpassen? Jedes Jahr, jeder Tag zählt. Einfach nicht sterben, bis eine Therapie gefunden wird, könnte eine gute Langlebigkeitsstrategie sein.

Biohacking und Transhumanismus

Mein Traum geht aber noch weiter, und jetzt wird es etwas philosophisch. Dennoch sollten wir uns mit diesen Ideen auseinandersetzen, um das volle Potenzial eines gebiohackten Lebens zu verstehen. Mein Traum ist eine Zukunft, in der uns Biohacking zu einer neuen Stufe der menschlichen Evolution führt. Und wenn ich mir die Entwicklung der Biohacking-Methoden der letzten Jahre anschaue, dann bin ich optimistisch, dass wir als Menschheit die Kurve kriegen – wenn wir es klug anstellen. Es könnte uns gelingen, Wege zu finden, um Longevity zu erreichen, ohne dabei die Natur auszubeuten und unseren Planeten zu zerstören.

In kürzester Zeit haben wir uns von einfachen Nahrungsergänzungsmitteln und Fitness-Trackern zu Gen-Editierung, Implantaten und Gehirn-Computer-Schnittstellen vorgearbeitet. Es ist klar, dass wir uns auf einem beschleunigten Weg befinden, unsere Biologie zu verändern und unsere Grenzen zu erweitern. Doch wo führt diese Reise hin? Zum Transhumanismus, der Verschmelzung von Mensch und Technik? Vielleicht sogar zu einem »Mind Uploading«, bei dem das gesamte Bewusstsein eines Menschen – inklusive Erinnerungen, Persönlichkeit, Gedanken und Emotionen – in eine digitale Form übertragen wird?

Dies würde ermöglichen, dass das Bewusstsein unabhängig vom biologischen Körper in einem Computer oder einem anderen digitalen Medium existiert. Prävention und Biohacking wären dann nicht nur Werkzeuge für ein längeres und fitteres

Leben im Hier und Jetzt, sondern auch die Brücke zu einer Zukunft, in der wir die Grenzen des Menschseins überwinden.

Die Realität des Transhumanismus

Mir ist schon klar, Transhumanismus mag heute noch wie Science-Fiction klingen und uns auch ein wenig Angst machen, doch die rasanten Fortschritte im Biohacking lassen mich glauben, dass er eines Tages Realität werden wird. Technologische Entwicklungen verlaufen nicht linear über die Zeit, der Zuwachs an Technologien erfolgt exponentiell. Neue Erfindungen bauen auf bestehenden auf und beschleunigen sich gegenseitig. Wir Menschen sind allerdings nicht besonders gut darin, exponentielles Wachstum zu begreifen – unsere Gehirne denken in linearen Begriffen.

Exponentielles Wachstum bedeutet, dass etwas immer schneller wächst, je größer es wird. Stellen Sie sich vor, Sie haben einen Geldbetrag, der jeden Monat verdoppelt wird. Beginnen Sie mit 1 Euro, haben Sie nach einem Monat 2 Euro, nach zwei Monaten 4 Euro, nach drei Monaten 8 Euro und so weiter. Das Besondere am exponentiellen Wachstum ist, dass die Zuwächse immer größer werden, da sie auf dem bereits gewachsenen Betrag basieren. Dies führt dazu, dass es zunächst langsam erscheint, aber irgendwann sehr schnell und dramatisch ansteigt. Dieses Prinzip finden Sie nicht nur bei Geld, sondern auch in der Natur, bei der Verbreitung von Krankheiten oder in der Technologie.

Stellen Sie sich vor, wir könnten jemanden aus dem 18. Jahrhundert in eine Zeitmaschine packen und in die Gegenwart transportieren. Die moderne Welt wäre für ihn pure Magie. Er würde sich vermutlich sofort in die Psychiatrie einweisen lassen. Da sich technologischer Fortschritt allerdings nicht linear, sondern exponentiell beschleunigt, müssten wir in unserer Zeitkapsel gar nicht 300 Jahre in die Zukunft reisen, um unseren Verstand zu verlieren. Wahrscheinlich reichen 20 Jahre aus, damit auch wir in der Psychiatrie landen.

Der Traum von Unsterblichkeit

Auch wenn Transhumanismus heute noch wie die verrückte Idee einzelner halluzinierender Biohacker klingt, glaube ich, dass er eines Tages Realität werden wird – und dieser Tag könnte näher sein, als wir denken. Vielleicht sind wir tatsächlich die erste Generation, die eine Form der Unsterblichkeit erlebt. Ist das egoistisch? Warum sollten gerade wir unsterblich werden? Sollte nicht gerade unser Sterben Teil eines natürlichen Prozesses sein, um Platz für neue Ideen und nachfolgende Generationen zu schaffen?

Doch der Traum von Unsterblichkeit reicht weit über das persönliche Ziel hinaus. Es ist die Vision eines anderen gesellschaftlichen Verständnisses von Gesundheit und Alterung. Es geht darum, eine Zukunft zu schaffen, in der die Menschheit in Harmonie mit der Welt lebt – eine Zukunft, in der wir unseren Planeten nicht ausbeuten, sondern schützen und bewahren. In diesem Szenario würden wir den neuen Generationen Raum geben, eine große Gemeinschaft bilden und voneinander lernen. Vor diesem Hintergrund wird Prävention plötzlich mehr als nur einfache Vorsorgemedizin, sie wird zur Brückentechnologie in die Zukunft – einer Zukunft, die kommen wird, ob mit oder ohne uns. Unser Leben liegt in unserer Verantwortung, damit unsere Ideen die Zeit überdauern.

Aber nun zurück in die Realität. Auch wenn wir bereits heute die Möglichkeit von präemptiven Therapien haben, sollten wir nicht einfach drauflostherapieren. Wir sollten zumindest eine vage Vorstellung davon haben, ob diese Therapie individuell nützen wird. Normalerweise setzt eine Therapie immer eine

Diagnose voraus. Doch bei der präemptiven Therapie gestaltet sich das schwierig, denn für eine klassische Diagnose brauchen wir genau das, was wir ja verhindern wollen: die Krankheit. Wir bräuchten also eine Diagnose, bevor die Krankheit überhaupt entsteht. Und hier betritt ein neuer Akteur in der Longevity-Medizin die Bühne: der Vital-Code.

Gut zu wissen: Longevity und präemptive Medizin

Fakten

- Fokus auf Healthspan (Gesundheitsspanne) statt nur Lifespan (Lebensspanne)
- Präemptive Therapie: Behandlung vor Krankheitsausbruch
- Individualisierte Präventivmedizin

Bis hierhin

- Altersassoziierte Erkrankungen können oft vermieden oder verzögert werden
- Moderne Longevity-Medizin geht über allgemeine Lifestyle-Ratschläge hinaus
- Jedes gewonnene Jahr kann entscheidend sein für neue Therapiemöglichkeiten

Wie geht es weiter?

- Biohacking als möglicher Weg zur Erweiterung menschlicher Grenzen
- Transhumanismus als potenzielle langfristige Entwicklung
- Exponentielles Wachstum technologischer Fortschritte
- Balance zwischen individueller Langlebigkeit und gesellschaftlichem Nutzen
- Verantwortung für den Planeten und zukünftige Generationen
- Diagnose und Therapie von Krankheiten, bevor sie auftreten
- Entwicklung des Vital-Codes für präzise präemptive Medizin

3
Der Vital-Code
Schlüssel zur Gesundheit

Körperliche Kommunikation – der Vital-Code im Alltag

Es war ein regnerischer Tag im Oktober. Ein Tag, an dem die Sonne es vorzog, von morgens bis abends nicht aufzutauchen. Ein Tag, der einem früher oder später auf die Nerven gehen musste, der sich auf die Seele legte und sie langsam nach unten zog. Auch meine Patienten schienen von der düsteren Atmosphäre erfasst zu sein. Ihre Beschwerden spiegelten das Grau des Wetters wider – ein weiteres Indiz für die untrennbare Verbindung zwischen Mensch und Natur, selbst inmitten einer naturfernen Großstadt wie Berlin. Ganz gleich, welche Plakate an den Laternen uns endloses Leben versprechen – der Tag war einfach trostlos.

Vor mir saß Hannah, eine junge Studentin, die sonst vor Lebensfreude sprühte. Doch heute fehlte auch bei ihr das Leuchten in den Augen. Aber das hatte nichts mit dem Wetter zu tun. »Plötzlich musste ich die S-Bahn verlassen, als hätte mich eine Panikattacke überfallen«, erzählte sie mit zittriger Stimme.

Ich lehnte mich leicht vor, um ihre Beschwerden zusammenzufassen. »Sie waren also auf Ihrem gewohnten Weg zur Uni, als Sie in der S-Bahn plötzlich von Panik erfasst wurden? Auf einer Strecke, die Sie normalerweise im Schlaf bewältigen?«

»Ja«, bestätigte sie mit rauer Stimme. Die Anspannung war ihr deutlich anzumerken, ein Gefühl, das ihr fremd war. Ihr Leben, das stets reibungslos verlief, schien plötzlich aus den Fugen zu geraten. »Das bin nicht ich«, sagte sie. »So fühle ich mich normalerweise nicht. In dem Moment war es, als würde eine eiserne Hand meine Brust umschließen und mir die Luft abschnüren. Ich habe kein Vertrauen mehr in meinen Körper.«

Unser Körper spricht ständig mit uns und sendet unentwegt Signale. Doch statt Worte nutzt er eine andere Sprache: die *körperliche Kommunikation.* Und das ist auch gut so, denn stellen Sie sich einmal vor, unser Kopf wäre voll von Stimmen, die uns diktieren, was wir fühlen oder tun sollen. Es wäre furchtbar. Ich habe nichts gegen Selbstgespräche, sie sind sogar normal und gesund. Problematisch wird es erst, wenn im Kopf jemand darauf antwortet.

Glücklicherweise wählt unser Körper eine subtilere Art der Kommunikation, die nicht an eine Psychose erinnert. Er antwortet uns mit den Mitteln, die ihm zur Verfügung stehen – durch *körperliche* Empfindungen und Reaktionen. Doch die Botschaften, die er sendet, sind oft nicht eindeutig. Körperliche Empfindungen und Reaktionen können vielschichtig sein, und die Informationen, die uns erreichen, sind nicht immer leicht zu entschlüsseln. Es ist, als spräche unser Körper in einem geheimen Code, der, sobald wir ihn knacken, unendlich wertvolle Informationen über unser Wohlbefinden und unsere Bedürfnisse offenbart: ein Vital-Code.

Wenn Sie jetzt denken: »Klar, er redet über psychosomatische Beschwerden, also Beschwerden des Körpers, die letztendlich auf psychische Probleme zurückzuführen sind«, dann wäre das zu kurz gegriffen. Schon im Medizinstudium habe ich gelernt, dass psychosomatische Beschwerden als »Stimme unseres Körpers« verstanden werden können. Die Beschwerden sind nicht eingebildet, sondern reale körperliche Reaktionen auf psychische Belastungen. Sie sind ein Signal des Körpers, dass etwas im Leben aus dem Gleichgewicht geraten ist und Aufmerksamkeit benötigt.

Aber um die Theorie der Psychosomatik soll es hier nicht gehen. Der Vital-Code ist mehr. Er ist ein Konzept, das davon ausgeht, dass unser Körper ein hyperkomplexes System ist und ständig Signale über seinen Zustand aussendet. Diese Signale, ob subtil oder offensichtlich, können uns frühzeitig auf potenzielle Probleme hinweisen.

Joggen – Feedback für den Körper

Wie Sie bereits wissen, liebe ich es, joggen zu gehen. Und wenn Sie selbst Läufer sind, kennen Sie dieses Gefühl: Während des ganzen Laufs gibt uns der Körper ständig Rückmeldungen. Wir merken sofort, wenn wir zu schnell laufen, wenn der Schwung der rechten Hüfte heute nicht ganz rund ist oder wenn das Knie ein wenig schmerzt, wir aber durch den Schmerz durchlaufen können. Durch diese Rückmeldungen merke ich immer wieder, wie komplex der Körper ist. Tage, an denen es »nicht so läuft«, fühlen sich ganz anders an als Tage, an denen ich wirklich fit bin.

Laufen ist daher eine wunderbare Methode, mit seinem Körper in Kontakt zu kommen und zu lernen, welche Sprache er verwendet, um mit uns zu kommunizieren. Doch wir müssen gar nicht alle zum Läufer werden. Auch im Alltag können wir unseren Körper bewusst wahrnehmen. Aber Vorsicht: Es geht nicht darum, ständig in sich hineinzuhorchen oder zwanghaft nach Symptomen zu suchen. Der Vital-Code ist weitaus komplexer – wie wir später noch sehen werden.

Der Vital-Code ist wie eine Geheimsprache des Körpers, die es zu entschlüsseln gilt. Wenn wir lernen, diese Signale und Zeichen richtig zu interpretieren, können wir rechtzeitig handeln und so den entscheidenden Unterschied zwischen zukünftiger Gesundheit und Krankheit ausmachen. Der Vital-Code ist also ein Schlüssel zur Prävention sowie zur Erhaltung unserer Gesundheit und Leistungsfähigkeit. Ist ein Schmerz im linken Arm als Zeichen eines Herzinfarktes ein Vital-Code? Nein. Der ausstrahlende Schmerz im linken Arm ist ein Symptom und ein Zeichen für eine bereits ausgebrochene Erkrankung. Es ist zwar die Rückmeldung unseres Körpers, dass etwas nicht stimmt, aber für die präventive Medizin kommt diese Rückmeldung zu spät. Natürlich fördert es unsere Langlebigkeit, wenn wir bei einem Herzinfarkt den Notarzt rufen – nicht zu sterben ist immer eine gute Strategie für ein langes Leben. Doch echte Longevity-Medizin setzt viel früher an, lange bevor der Arm wehtut.

Ein Vital-Code wäre also ein subtileres, früheres Zeichen, das auf ein erhöhtes Risiko für einen Herzinfarkt hinweisen könnte, und nicht auf die bereits eingetretene Katastrophe. Ein Beispiel für einen Vital-Code könnte eine verminderte Herzratenvariabilität (HRV) sein, die wir auf unserer Smartwatch messen. Die HRV beschreibt die zeitlichen Abstände zwischen den einzelnen Herzschlägen und ist ein Indikator für die Anpassungsfähigkeit des Herzens an verschiedene Belastungen. Eine niedrige HRV kann auf ein erhöhtes Risiko für Herz-Kreislauf-Erkrankungen hinweisen, auch wenn noch keine eindeutigen Symptome vorliegen. Sie sehen schon: Es geht nicht um das klassische achtsame In-sich-Hineinhören.

Kommen Ihnen die Messungen der HRV durch eine Smartwatch alltagsfremd vor? Das dachte ich auch lange Zeit, war dann aber doch überrascht, wie viele Menschen mit Beschwerden wie »Meine Herzfrequenz in der Nacht ist seit einem Monat drei Schläge schneller geworden« oder »Mein Stresswert auf der Uhr ist angestiegen« zu mir in die sportmedizinische Sprechstunde kommen. Alles Hypochonder? Keineswegs. Im Leistungssport, aber auch bei ambitionierten Hobbysportlern ist die Wahrnehmung von Körperrückmeldungen bereits alltäglich und beeinflusst das Trainingsverhalten. Und wir sehen den Erfolg dieser Rückmeldungs-Trainingsanpassungs-Kette in deutlich besseren sportlichen Leistungen. Warum also sollte das, was für Sportler bewiesenermaßen sinnvoll ist, nicht auch im alltäglichen Leben gelten?

Diabetes an der Haut erkennen

Ein weiteres Beispiel für einen Vital-Code, für den Sie keine Smartwatch benötigen, sind die kleinen Hautanhängsel am Hals oder auf den Schultern: die sogenannten Stielwarzen. Diese meist weichen, hautfarbenen oder leicht bräunlichen Warzen erscheinen auf den ersten Blick harmlos und sind allenfalls kosmetisch störend. Doch ihr Auftreten kann ein Warnsignal für eine Insulinresistenz sein, eine Stoffwechselstörung, die das Risiko für Diabetes mellitus erhöht, was wiederum das Herzinfarktrisiko steigert.

Moment! Lehnen wir uns eine Sekunde zurück und lassen das auf uns wirken: Wir könnten einen Diabetes, möglicherweise Jahre bevor er auftritt, an der Haut erkennen. Und wir hätten die Chance, Jahre vor Ausbruch der Krankheit bereits gegenzusteuern und im besten Fall den Diabetes sogar komplett zu verhindern.

Jetzt fragen Sie sich wahrscheinlich, warum Sie noch nie zuvor von diesem Zusammenhang gehört haben. Ganz einfach: Die moderne Medizin ist historisch eher therapeutisch ausgerichtet. Wir suchen nach Symptomen, um Krankheiten zu diagnostizieren und zu behandeln. Die Suche nach der Vorstufe einer Erkrankung und die daraus folgende Behandlung der Risiken ist ein relativ neues Konzept. In Deutschland werden jährlich etwa 150 000 bis 200 000 Todesfälle auf Typ-2-Diabetes und seine Folgeerkrankungen zurückgeführt. Das entspricht etwa 16 Prozent aller Todesfälle. Ein regelmäßiger Blick auf die Haut lohnt sich also auf jeden Fall.

Aber zurück zu Hannah, der jungen Patientin mit den Angstanfällen. Könnten Hannahs Beschwerden auch ein Vital-Code gewesen sein? Sozusagen die Stielwarzen der Psyche? Auf den ersten Blick schien Hannah einfach nur eine Panikattacke erlitten zu haben. Angst wird oft als rein psychisches Problem betrachtet und nicht als körperliche Störung. Doch könnten ihre Beschwerden nicht doch ein geheimer Code ihres Körpers gewesen sein?

»Ich weiß auch nicht, was mit mir los ist«, sagte Hannah. »Ich erkenne mich nicht wieder. Bis vor Kurzem war noch alles in Ordnung. Ich war normal. Und jetzt, seit ungefähr zwei Wochen, habe ich diese Anfälle. Ich fühle mich wie ein Zombie!«

Diese Geschichte ist übrigens wahr, wie alle anderen Geschichten in diesem Buch. Um die Privatsphäre meiner Patienten zu schützen, habe ich natürlich die Namen geändert und die Fälle leicht verfremdet. Doch der Kern jeder Patientengeschichte bleibt erhalten. Die Medizin selbst ist spannend genug – da braucht es keine erfundenen Geschichten. Und so stimmt auch die Geschichte von Hannah. Etwa sechs Wochen vor ihrer ersten Panikattacke erkrankte sie an einer Atemwegsinfektion – Husten, Heiserkeit, Bronchitis. Glücklicherweise verlief die Infektion recht mild und heilte von allein aus. Wären da nicht die Panikattacken gewesen, die kurz nach der akuten Infektion auftraten. Zunächst brachten wir beide die vorangegangene Erkältung und die nun auftretenden psychischen Beschwerden nicht miteinander in Verbindung. Psychische Störungen und Infektionskrankheiten schienen mir keinen klaren Zusammenhang zu haben.

Dass Infektionskrankheiten und Erreger in unserem Nervensystem Probleme verursachen können, ist jedoch schon länger bekannt. Und die von Hannah beschriebene Empfindung, sich *wie ein Zombie* zu fühlen, hätte mich damals bereits aufhorchen lassen sollen. Denn es gibt tatsächlich einen Krankheitserreger, der wahre »Zombies« erschafft.

Krankheitserreger und ihr Einfluss auf das Verhalten

Der Zombie-Ameisen-Pilz

Um dieses Phänomen zu verstehen, müssen wir uns jedoch tief in die tropischen Regenwälder begeben. Hier lebt ein parasitärer Pilz namens *Ophiocordyceps unilateralis.* Wenn Ihnen der Name zu kryptisch erscheint, merken Sie sich einfach den Namen, unter dem er bei der Bevölkerung bekannt ist: *Zombie-Ameisen-Pilz!* Das Drama beginnt, wenn eine Ameise mit den Sporen dieses Pilzes in Kontakt kommt. Diese Sporen dringen in den Körper der Ameise ein und bilden dort ein Netzwerk aus Pilzzellen. So weit, so gut – Pilzinfektionen sind auch außerhalb der tropischen Regenwälder bekannt und zunächst nichts Außergewöhnliches. Doch *Ophiocordyceps unilateralis* hat eine besondere Eigenschaft: Der Pilz infiziert nicht nur die Ameise, er übernimmt die komplette Kontrolle über sie und verwandelt sie in einen willenlosen Zombie.

Nachdem der Pilz das Nervensystem befallen hat, wird die einst selbstständige und fleißige Ameise gezwungen, ihren Bau zu verlassen und sich auf eine makabre Reise zu begeben. Sie klettert auf eine Pflanze und verbeißt sich in ein Blatt oder einen Stängel – ein »Todesgriff«, der ihr eigenes Ende besiegeln wird. Der Pilz tötet seinen Wirt und lässt einen Fruchtkörper aus dem Kopf der Ameise sprießen. Dieser Fruchtkörper setzt Sporen frei, die auf den Waldboden regnen und neue Ameisen infizieren können. Alles irgendwie ekelig, aber dennoch faszinierend. Die Präzision, mit der der Pilz das Verhalten der Ameise manipuliert, ist wirklich erstaunlich. Er zwingt sie nicht nur, an einen Ort zu klettern, der optimal für die Sporenverteilung ist, sondern auch, sich zu einer bestimmten Tageszeit festzubeißen, wenn Luftfeuchtigkeit und Temperatur für sein Wachstum ideal sind.

Für mich als Arzt ist die Geschichte der Zombie-Ameise nicht nur fesselnd, sondern auch wissenschaftlich äußerst interessant. Dass Krankheitserreger Reaktionen im befallenen Organismus auslösen, ist uns allen bekannt. Das Immunsystem reagiert mit Entzündungen, die sich durch Rötung, Überwärmung und weitere Symptome wie Abgeschlagenheit, Appetitlosigkeit oder schlechte Laune äußern. Aber dass der befallene Körper wie ferngesteuert handelt und sich irgendwo festbeißt, ist schon eine andere Hausnummer.

Könnte so etwas Ähnliches auch bei uns Menschen vorkommen? Gibt es vielleicht Krankheitserreger, die auch unser Verhalten beeinflussen? Sind wir in unseren Handlungen und Entscheidungen tatsächlich so frei, wie wir glauben? Oder spielen Erreger womöglich ein Spiel mit uns, das unser Denken und Handeln subtil beeinflusst – auch wenn wir nicht gleich »ins Gras beißen«?

Toxoplasma gondii

Es gibt Hinweise darauf, dass bestimmte Krankheitserreger das menschliche Verhalten beeinflussen können. Ein Beispiel ist der Parasit *Toxoplasma gondii*. Bei Mäusen verringert er das Angstverhalten und bringt sie sogar dazu, sich von Katzen anlocken zu lassen – dem Endwirt des Parasiten. Die Maus wird infiziert, der Keim lenkt sie zu einer Katze, die Katze frisst die Maus, und der Parasit ist genau da, wo er hinwollte: in der Katze.

Studien deuten darauf hin, dass *Toxoplasma gondii* nicht nur das Verhalten von Mäusen beeinflusst, sondern auch das menschliche Verhalten verändern kann. Zum Beispiel könnte der Parasit unser Risikoverhalten erhöhen oder unsere Reaktionszeit verändern. Werden wir durch eine Toxoplasmose zu furchtlosen Draufgängern, auch wenn uns die Katze nicht auffrisst?

Doch nicht nur die relativ seltene Toxoplasmose, sondern eine weitaus häufigere Infektion mit dem Epstein-Barr-Virus (EBV) – besser bekannt als Pfeiffersches Drüsenfieber oder Mononukleose – könnte unser alltägliches Verhalten beeinflussen. Studien deuten auf einen möglichen Zusammenhang zwischen einer EBV-Infektion und einem erhöhten Risiko für Autounfälle hin. Ja, Sie haben richtig gelesen: Autounfälle. Nicht etwa Unfälle im Haushalt oder beim Sport, sondern spezifisch Autounfälle. Ob dies allein durch infektionsbedingte Müdigkeit oder Konzentrationsschwierigkeiten erklärt werden kann, ist noch unklar. Bemerkenswert ist jedoch, dass das erhöhte Unfallrisiko länger anhält als die äußerlich sichtbare Infektion: bis zu zwei Jahre!

Eine schwedische Studie aus dem Jahr 2012, veröffentlicht im *Journal of Clinical Virology*, untersuchte das Risiko von Verkehrsunfällen bei Personen, die in den letzten sechs Monaten bis zu zwei Jahren vor dem Unfall an Pfeifferschem Drüsenfieber erkrankt waren. Die Ergebnisse zeigten ein erhöhtes Unfallrisiko in dieser Gruppe im Vergleich zur Kontrollgruppe, insbesondere in den ersten sechs Monaten nach der Infektion. Obwohl das Risiko mit der Zeit abnahm, blieb es auch nach zwei Jahren noch leicht erhöht. Genau genommen könnte man den Auffahrunfall an der Kreuzung sogar als eine Art Vital-Code umdeuten, der auf eine frühere Infektion mit EBV hinweist. Das ist natürlich weit hergeholt, da es viele andere Gründe für Verkehrsunfälle gibt. Aber es lohnt sich, zumindest einmal darüber nachzudenken.

Krankheitserreger haben das Potenzial, das Verhalten ihrer Wirte zu manipulieren. Ob wir Menschen als vermeintlich besondere Spezies dieser Manipulationen vollständig entkommen können, ist fragwürdig. Ich bezweifle das. Möglicherweise sind unsere Handlungsweisen und Entscheidungen gar nicht so frei, wie wir glauben, sondern werden zumindest teilweise von unsichtbaren Erregern beeinflusst.

Diese Erkenntnis wirft philosophisch betrachtet grundlegende Fragen zu unserer Autonomie und Verantwortung auf. Wenn Krankheitserreger unser Verhalten beeinflussen können, inwieweit sind wir dann noch für unsere Handlungen verantwortlich? Und welche Konsequenzen hat diese Erkenntnis für unser Verständnis von Krankheit und Gesundheit? Ist ein süchtiger Mensch »schuld« an seiner Sucht? Ist eine Depression eine Folge der Lebensweise? Kann man sich nicht einfach »zusammenreißen«? Stellen Sie diese Fragen der Zombie-Ameise – ich glaube, ihre Antwort wäre eindeutig.

Das bedeutet natürlich nicht, dass wir uns unserer Verantwortung entziehen können, aber es eröffnet eine neue Perspektive auf Krankheiten wie Sucht oder Depression. Sie sind nicht einfach nur Folge von persönlichem Versagen oder falscher Lebensführung, sondern komplexe Erkrankungen, bei denen auch biologische Faktoren eine Rolle spielen.

Zurück zur Praxis – Hannahs Fall

Der Zusammenhang von Infektionen und psychischen Erkrankungen

Nach der theoretischen Laien-Philosophie begeben wir uns nun wieder in meine Sprechstunde. So, wie eine Pilzinfektion eine Ameise zu einem Zombie macht und eine Infektion mit dem Epstein-Barr-Virus unser Verhalten so beeinflusst, dass wir häufiger Autounfälle haben, wurden inzwischen auch Zusammenhänge zwischen Infektionskrankheiten und dem Auftreten von Angststörungen, Depressionen oder anderen psychischen Erkrankungen beobachtet. Und zwar nicht nur während der akuten Infektion, sondern auch lange nachdem die Erkrankung äußerlich bereits abgeklungen ist.

Das könnte auch bei Hannah der Fall gewesen sein. Vielleicht waren ihre Angststörung und ihre Panikattacken Anzeichen einer vorausgegangenen Atemwegsinfektion, die nicht vollständig ausgeheilt ist und zukünftig, möglicherweise sogar in vielen Jahren, eine chronische Bedrohung für sie darstellen könnte. Hannahs Angst war einerseits ein Symptom, andererseits aber auch ein Vital-Code – die komplexe Rückmeldung des Körpers über seinen Istzustand. Er gibt uns Hinweise darauf, wie wir zukünftige Erkrankungen verhindern können, die sich aus der jetzigen Situation entwickeln könnten. Unbehandelt könnte die chronische Entzündung in Hannahs Körper massiven Schaden anrichten. Behandeln wir nur das Symptom »Angst«, zum Beispiel mit angstlösenden Medikamenten, würden wir den Vital-Code »Entzündung« übersehen. Die Behandlung wäre akutmedizinisch zwar richtig, aber präventivmedizinisch unzureichend.

Diagnose und weitere Schritte

Unter der Annahme, dass Hannahs Beschwerden auf eine Entzündungsreaktion nach ihrer überstandenen Infektion zurückzuführen sein könnten, entwickelten wir gemeinsam einen Plan. Unser Ziel war es, die Entzündungsreaktion zu unterbrechen. Zunächst führten wir einige Untersuchungen durch: eine Kernspinuntersuchung des Gehirns, verschiedene Blutuntersuchungen und schließlich auch eine Nervenwasseruntersuchung, um unsere Theorie einer Gehirnentzündung zu überprüfen. Alles leider ohne wegweisende Befunde.

Waren Hannahs Beschwerden kein Symptom einer Gehirnentzündung, einer Enzephalitis? Wahrscheinlich nicht. Sie waren vielmehr ein Vital-Code – subtile Signale, dass etwas im komplexen Regelsystem verdammt falsch lief. Doch sie waren auch eine Chance: auf potenzielle Gesundheitsprobleme zu reagieren, bevor das System völlig durcheinandergerät.

Wir glaubten weiterhin an unsere Entzündungstheorie und entschlossen uns schließlich dazu, einfach eine Testtherapie durchzuführen, obwohl wir die Entzündung nicht durch Standardverfahren nachweisen konnten. Hierzu wollten wir Kortison einsetzen – ein körpereigenes Hormon mit entzündungshemmender Wirkung und aus der modernen Medizin nicht mehr wegzudenken. Es wird bei einer Vielzahl von Erkrankungen eingesetzt, von Allergien und Asthma bis hin zu Autoimmunerkrankungen und Krebs. Seine Fähigkeit, Entzündungen rasch und effektiv zu unterdrücken, macht es in vielen Fällen zu einem lebensrettenden Medikament. Und genau diese Wirkung, die Kortison auf Autoimmunerkrankungen hat, ließ mich hoffen, dass die Therapie auch bei Hannah helfen könnte. Bei Autoimmunerkrankungen spielt das Immunsystem verrückt und attackiert Strukturen des eigenen Körpers. Vielleicht war die Entzündung in Hannahs Körper nach der Infektion eine ähnliche fehlgeleitete Immunreaktion.

Doch Kortison ist natürlich kein Wundermittel ohne Schattenseiten. Seine starke Wirkung auf das Immunsystem und auf Entzündungsaktivitäten birgt auch das Risiko von Nebenwirkungen in genau diesem Bereich. Es greift in das Immunsystem ein und schwächt dessen Abwehrkräfte, was die Anfälligkeit für Infektionen erhöhen kann und langfristig das Risiko für Nebenwirkungen wie Osteoporose, Diabetes und Bluthochdruck steigert. Die Anwendung von Kortison erfordert daher eine sorgfältige Abwägung von Nutzen und Risiken – gerade bei der Therapie von Hannah, da wir letztendlich noch nicht sicher wussten, ob tatsächlich eine Entzündungsreaktion ihre Beschwerden verursachte. Es war ein Versuch und kein etabliertes Verfahren.

Bei solchen individuellen Heilversuchen ist es entscheidend, dass Arzt und Patient ein Team bilden und gemeinsam Entscheidungen treffen. Hannah und ich diskutierten ausführlich über das Vorgehen und kamen schließlich überein, dass wir es versuchen wollten. Die Therapie war zunächst auf fünf Tage angesetzt. Doch bereits nach einem halben Tag klingelte mein Handy. Es war Hannah, und ihre Stimme klang aufgeregt. »Es ist unglaublich!«, rief sie. »Ich bin wieder ich selbst!«

Wir haben insgesamt zwei Zyklen dieser Therapie durchgeführt, und Hannah ist auch heute noch völlig beschwerdefrei. Sie hat weder Angststörungen noch Panikanfälle. Sie fährt mit den öffentlichen Verkehrsmitteln durch Berlin und studiert so munter und motiviert wie vor ihrer Infektion. Hannah hat auf ihren Vital-Code gehört und ihren Körper ernst genommen. Sie suchte Hilfe, und wir fanden – zufällig – die richtige Therapie für sie.

Reflexion über individuelle Therapieansätze

Diese Geschichte soll keinesfalls ein Plädoyer für individuelle Heilversuche oder Off-Label-Medizin sein. Für Therapieentscheidungen in der Medizin benötigen wir in der Regel wissenschaftliche Evidenz, die wir üblicherweise durch groß angelegte Studien gewinnen, aus denen sich therapeutische Leitlinien ableiten. Dennoch dürfen wir von diesen Leitlinien abweichen – vorausgesetzt, wir kennen sie. Aus Unwissenheit von einer Leitlinie abzuweichen wäre fahrlässig. Doch manchmal ist es notwendig, bewusst neue Wege zu gehen.

Was mich im Fall von Hannah wirklich überrascht hat, ist, dass ihre Beschwerden anfänglich überhaupt nicht auf eine körperliche Ursache hindeuteten. Der »Abstand« zwischen den geschilderten Symptomen und der letztendlich körperlichen

Ursache war enorm. Wenn ich Zahnschmerzen habe, liegt häufig eine Entzündung am Zahn vor. Bei Durchfall ist oft eine Erkrankung des Darms die Ursache. Doch dass eine isolierte Panikattacke in der S-Bahn auf eine Entzündung des Zentralnervensystems nach einer Atemwegsinfektion hindeutet, war auch für mich in dieser Form neu.

Wie gesagt, die leichte Entzündung war für Hannah nicht nur die Ursache ihrer Beschwerden, sondern auch ein Warnsignal – ein Vorbote möglicherweise schwerwiegender Probleme, die sie in Zukunft bedrohen könnten. Denn selbst nach Abklingen der akuten Entzündungsreaktion kann eine chronische Entzündung des zentralen Nervensystems langfristige Spuren hinterlassen: anhaltende Gedächtnis- und Konzentrationsprobleme, die das Lernen und den Alltag erschweren; Sprachstörungen, etwa Schwierigkeiten beim Finden von Wörtern oder beim Bilden von Sätzen; Veränderungen im Verhalten und in der Persönlichkeit sind ebenfalls möglich. In einigen Fällen kommt es sogar zu Lähmungen oder zur Entwicklung einer Epilepsie, die wiederkehrende Krampfanfälle mit sich bringt. Kognitive Beeinträchtigungen können das Denkvermögen und die Entscheidungsfähigkeit beeinflussen; auch psychische Probleme wie Depressionen und Angststörungen können als Folge auftreten. Grund genug also, rechtzeitig eine Therapie zu beginnen, wenn die feinen Sensoren des Körpers Alarm schlagen.

Es ist oft schwierig, den Vital-Code unseres Körpers als solchen wahrzunehmen und zu entschlüsseln. Das ist sehr schade, denn er birgt unendlich wertvolle Informationen, die wir für ein gesundes und langes Leben nutzen können – nicht nur in der Therapie eingetretener Krankheiten, sondern vor allem beim Erkennen persönlicher Risiken. Für uns Biohacker eröffnet der Vital-Code ein Universum von Möglichkeiten. Durch seine Betrachtung können wir plötzlich unsere Körperprozesse verstehen und darauf basierend maßgeschneiderte Strategien entwickeln. So müssen wir uns nicht auf allgemeine Ratschläge verlassen, sondern können ganz gezielt das Beste aus uns herausholen.

Wir Biohacker lieben von Natur aus Daten und Messungen, und genau das liefert der Vital-Code. Durch die Erfassung und Analyse subtiler Körpersignale, die sonst unbemerkt bleiben, erhalten wir wertvolle Einblicke in die Gesundheit und unsere Leistungsfähigkeit. Außerdem ermöglicht uns der Vital-Code, die Auswirkungen unserer Biohacks zu verfolgen, anzupassen und dann fundierte Entscheidungen zu treffen. Da wir Biohacker oft an unsere Grenzen gehen, hilft uns der Vital-Code, frühzeitig Anzeichen von Überlastung oder beginnenden gesundheitlichen Probleme zu erkennen. So können wir rechtzeitig gegensteuern und langfristige Schäden vermeiden, bevor Gesundheit oder Leistungsfähigkeit beeinträchtigt werden.

Die Sprache des Körpers zu verstehen ermöglicht uns, unsere Ressourcen optimal zu nutzen und unser volles Potenzial zu entfalten. Und letztendlich ermöglicht mir der Vital-Code natürlich, meine persönliche Experimentierfreude auszuleben, meinen Körper besser kennenzulernen und immer neue Biohacks zu entwickeln. Daher liebe ich das Konzept des Vital-Codes – sowohl als Präventivmediziner als auch als Biohacker.

Gut zu wissen: Der Vital-Code

Fakten

- Der Vital-Code ist eine komplexe »Geheimsprache« des Körpers und sendet subtile Signale über dessen Gesundheitszustand
- Er geht über einfache Symptome hinaus und kann frühzeitig auf potenzielle Gesundheitsprobleme hinweisen

Beispiele für Vital-Codes

- Verminderte Herzratenvariabilität (HRV) als Indikator für Herz-Kreislauf-Risiken
- Stielwarzen als möglicher Hinweis auf Insulinresistenz
- Angstgefühle
- Verkehrsunfälle

Bis hierhin

Das Verstehen des Vital-Codes ermöglicht:

- Frühzeitige Prävention von Krankheiten
- Optimierung der Gesundheit und Leistungsfähigkeit
- Entwicklung personalisierter Gesundheitsstrategien

Wie geht es weiter?

Für Biohacker bietet der Vital-Code wertvolle Daten zur Optimierung und zum Tracking von Interventionen.

4
Vorsorge
Chancen und Risiken

Gesundheitliche Probleme rechtzeitig erkennen

Wenn wir unsere Healthspan, also die Anzahl unserer gesunden Jahre, und damit folgerichtig auch unsere Lifespan verlängern wollen, müssen wir gesundheitliche Probleme frühzeitig erkennen, ehe sie zu Krankheiten und Störungen führen. Nur so gewinnen wir qualitativ hochwertige Jahre. Plakativ gesagt ist es der Unterschied zwischen Kreuzfahrt und Pflegeheim.

Wir Ärzte sind wirklich gut darin geworden, Lebensjahre zu verlängern und den Tod hinauszuzögern, aber die Patienten zahlen häufig einen hohen Preis dafür. Auch wenn die Statistik sagt: »Juchhu, wir leben länger«, ist dieses »Länger« nicht immer eine Zeit voller Freude. Hand aufs Herz: Wer will schon die letzten Jahre seines Lebens im Pflegeheim verbringen? Ich nicht!

Ich bin davon überzeugt, dass Präventivmedizin der Schlüssel zu einem langen und gesunden Leben ist – sowohl in der Länge als auch in der Qualität. Was bedeutet das jedoch konkret? Was sollen wir machen? Ist es sinnvoll, alle drei Jahre zu einem Gesundheitscheck in die Hausarztpraxis zu gehen? Oder sollten wir vielleicht tief in die Tasche greifen und regelmäßig neben Blutuntersuchungen auch Belastungs-EKGs, Ganzkörper-MRTs und Knochendichtemessungen auf eigene Kosten durchführen lassen? Nein, keinesfalls! Denn in der Präventivmedizin ist es oft nicht sinnvoll, medizinische Tests unüberlegt nach dem »Gießkannen«-Prinzip durchzuführen. Ärzte können nach dem Motto: »Wir können es, also machen wir es«, häufig mehr Schaden als Nutzen anrichten. Lassen Sie uns daher einen Blick darauf werfen, warum es wichtiger ist, den Vital-Code im Blick zu behalten. Dafür müssen wir, so leid es mir tut, einen kleinen Ausflug in die Mathematik machen – also bitte halten Sie durch.

Was ist die Vortestwahrscheinlichkeit?

Jede Frage, die ich in meiner Sprechstunde stelle, jede Untersuchung, die ich durchführe oder veranlasse – sei es das Abhören des Herzens oder ein aufwendiges MRT –, ist ein Baustein auf dem Weg zu einer Diagnose. Bereits wenn ich einen Patienten in mein Sprechzimmer bitte und beobachte, wie er läuft, beginne ich mit der Diagnostik. Ein einfaches »Wie geht's denn heute?« fungiert schon als Testverfahren – auch wenn es mir als Arzt nicht immer bewusst ist. Und jede einzelne diagnostische Maßnahme kann sowohl richtige als auch falsche Ergebnisse liefern. Wir sind nicht unfehlbar, und leider gilt das auch für unsere medizinischen Testverfahren.

Die Bedeutung von Diagnostik in der Präventivmedizin

Das Bewusstsein, dass medizinische Untersuchungen nicht fehlerfrei sind, sondern uns auch auf falsche Fährten locken können, ist eine wichtige Erkenntnis auf unserem Weg zur Longevity. Die frühzeitige Diagnose von Störungen und das rechtzeitige Erkennen drohender Gefahren sind zentrale Aspekte der Langlebigkeitsmedizin – lange bevor wir auch nur über senolytische Therapien oder Stammzellgaben zur Lebensverlängerung nachdenken. Und auch wenn es nicht sonderlich spannend ist und sich nicht unbedingt für eine lockere Feierabendunterhaltung eignet, müssen wir uns nun mit Zahlen und Statistiken auseinandersetzen – da müssen wir jetzt gemeinsam durch.

Wir beginnen mit einem Gedankenexperiment. Stellen Sie sich eine Krankheit vor, die bei etwa 1 von 1000 Menschen auftritt. Mediziner sprechen von der sogenannten Prävalenz. Eine solche Prävalenz von 1:1000 finden wir im wahren Leben beispielsweise bei der *Multiplen Sklerose* oder der chronisch entzündlichen Darmerkrankung *Colitis ulcerosa.* Nehmen wir also eine fiktive Krankheit, die wir *Morbus Praeventicus* nennen wollen. Eines Tages besucht mich ein Vertreter eines neuen diagnostischen Gerätes, dem *Preventix 2000,* in meiner Praxis. Er weiß, dass ich mich leidenschaftlich für die Präventivmedizin einsetze und mich tagtäglich um das frühzeitige Erkennen von Krankheiten bemühe. Deshalb hat er mir heute diesen Apparat mitgebracht, der für mich als Präventivmediziner optimal sein soll. Der Preventix 2000 sei das Neueste in der Diagnostik von *Morbus Praeventicus,* schwärmt er. Er könne mit unglaublicher 95%iger Wahrscheinlichkeit diese Krankheit diagnostizieren, wenn ich alle Daten eines Patienten in das Gerät eingebe – und das ganz ohne Schmerzen und ohne Risiko für den Patienten.

Wissenschaftler nennen diese Testgenauigkeit übrigens *Sensitivität.* Es ist die Wahrscheinlichkeit, dass ein Test erkrankte Menschen tatsächlich als krank erkennt. Und genau das wollen wir schließlich in der Medizin: Krankheiten erkennen und Gefahren abwenden.

Ich finde die Vorstellung einer solchen Maschine in meiner Praxis wirklich fantastisch, denke ich mir. Viele der täglich in

Kliniken und Praxen durchgeführten Tests haben nämlich eine geringere Erkennungsrate als diese 95 Prozent. So liegt die Sensitivität der Mammografie zur Brustkrebserkennung beispielsweise bei ungefähr 80 Prozent, die der Stuhluntersuchung auf Darmkrebs bei ca. 70 Prozent und die eines EKGs bei der Herzinfarkterkennung sogar nur bei ca. 60 Prozent. Alles Methoden, die routinemäßig eingesetzt werden.

Die Rolle von Prävalenz und Sensitivität

Mein 95-Prozent-Testapparat wäre also ein wahrer Segen für die Praxis und meine Patienten. Doch sollte ich mir diesen Apparat wirklich anschaffen? *Morbus Praeventicus* ist eine seltene Erkrankung, nur 1 von 1000 Menschen leidet darunter. Wenn ich also 1000 Menschen mit dem tollen neuen Apparat untersuche, werde ich den, der tatsächlich krank ist, mit 95 %iger Sicherheit erkennen – das ist wirklich großartig. Aber was ist mit den anderen 999 untersuchten Menschen? Für die habe ich nicht ganz so gute Nachrichten. Denn hier schlägt die Statistik gnadenlos zu. Neben der Sensitivität existiert nämlich eine weitere Zahl, die die Genauigkeit eines medizinischen Tests beschreibt: die Spezifität. Sie beschreibt, wie gut der Test in der Lage ist, gesunde Personen auch korrekt als gesund zu identifizieren.

»Ja«, sagt der Vertreter. »Auch die Spezifität des Gerätes ist fantastisch: ebenfalls sagenhafte 95 Prozent!« Und er hat recht, diese Spezifität ist wirklich großartig. Zum Vergleich: Eine Mammografie hat eine Spezifität von etwa 90 Prozent, und ein EKG zur Herzinfarkterkennung liegt bei etwa 85 Prozent. Unsere Maschine liegt also mit 95 Prozent ganz weit vorne. Und das ohne Schmerzen und Risiken für den Patienten.

Doch es bleibt die Frage: Sollte ich mir den Apparat wirklich kaufen? Auf diese Frage gibt es eine eindeutige Antwort: Es kommt darauf an. Verwende ich den Test in der Präventivmedizin als Screening, gelten andere Regeln, als wenn ich ihn zur Diagnostik von Krankheiten heranziehe. Lassen Sie sich diesen Sachverhalt einmal auf der Zunge zergehen: Der gleiche Test hat je nach Zeitpunkt seiner Anwendung durch den Arzt eine unterschiedliche Aussagekraft. Das mag zunächst widersprüchlich erscheinen, wird aber vielleicht etwas klarer, wenn wir uns ein wenig mit den statistischen Zahlen befassen.

Vorteile serieller Untersuchungen

Los geht's: Wir wissen bereits, dass 1 von 1000 Menschen an *Morbus Praeventicus* leidet, ohne es selbst zu bemerken (1/1000). Er hat keine Beschwerden, sondern kommt in meine Praxis, um sich durchchecken zu lassen – eine klassische Situation der Check-up- und Vorsorgemedizin. Ich schmeiße also mein Gerät an, der Zeiger schlägt aus, und das Testergebnis lautet: »Lieber Patient, du bist krank, du leidest an *Morbus Praeventicus.*« Doch wie verlässlich ist diese Aussage eigentlich?

Wenn mein Patient zu den 999 gesunden Menschen gehört, die nicht an *Morbus Praeventicus* erkrankt sind, kann ich das mit meinem nagelneuen Preventix 2000 mit einer 95%igen Wahrscheinlichkeit erkennen. (Sie erinnern sich? Das ist die Spezifität.) 95 Prozent richtig bedeutet jedoch auf der anderen Seite auch: 5 Prozent falsch. Ganze 5 Prozent der untersuchten Patienten erkennt das Gerät also falsch. Es stuft sie als krank ein, obwohl sie eigentlich gesund sind. Wir Ärzte nennen das »falsch positiv«.

Und 5 Prozent von 999 untersuchten gesunden Patienten sind immerhin fast 50 Menschen, die falsch diagnostiziert werden. Bei einer unüberlegten Screening-Aktion würde ich also 50 Menschen eine Diagnose verpassen, die sie gar nicht betrifft. Sie würden meine Praxis als vermeintlich kranke Menschen verlassen, obwohl ihnen gar nichts fehlt. Nur einer der 1000 untersuchten Personen ist tatsächlich betroffen – und wird von mir hoffentlich auch erkannt (Sensitivität).

Zusammengefasst erhalten nach meiner Testreihe also 51 Menschen die Diagnose *Morbus Praeventicus,* aber nur einer von ihnen hat die Krankheit wirklich. Das führt zu einer Genauigkeit von nicht einmal 2 Prozent (1/51 = 0,019). Die auf den ersten Blick beeindruckenden 95 Prozent Sensitivität und Spezifität, mit denen der Hersteller des Preventix 2000 wirbt, vermitteln uns also ein völlig falsches Bild von der tatsächlichen Aussagekraft des Gerätes – zumindest wenn wir den Test als Screening-Untersuchung verwenden wollen.

Um die Erfolgswahrscheinlichkeit eines medizinischen Tests zu bewerten, sollten wir uns bereits vor der Durchführung des Tests überlegen, was wir eigentlich erreichen wollen. Wir müssen uns schon im Vorfeld bewusst machen, wie wahrscheinlich es ist, dass der Patient krank ist. Wir Ärzte nennen das *Vortestwahrscheinlichkeit.* Wenn ein Mann mit einem dicken Bauch in meine Sprechstunde kommt, ist es nicht sinnvoll, ihn zu fragen, ob er schwanger ist. Die Vortestwahrscheinlichkeit liegt bei 0 Prozent. Bei Frauen im gebärfähigen Alter sieht die Sache schon ganz anders aus.

Die Vortestwahrscheinlichkeit für *Morbus Praeventicus* liegt, bevor ich mein Gerät anschmeiße, bei 0,1 Prozent, also 1/1000. Anders wäre es, wenn ein *Morbus Praeventicus* mit roten Flecken auf der Nase als Hauptsymptom aufträte. In diesem Fall würden wir nicht 1000 Menschen aus der Bevölkerung testen, sondern nur die 20 Patienten, die mit roten Flecken in die Sprechstunde kommen. Die Rechnung sähe dann so aus: Bei einer Vortestwahrscheinlichkeit von 1/20 und einer Spezifität von 95 Prozent würde nur ein einziger Patient fälschlicherweise als krank diagnostiziert, während ein weiterer korrekt als krank erkannt würde. Das klingt zwar noch nicht ideal, aber schon besser als bei einer Vortestwahrscheinlichkeit von 1/1000.

Präventivmedizin im Niedriginzidenzbereich

Die Präventivmedizin folgt eigenen Regeln, die nicht mit denen der behandelnden Medizin übereinstimmen. Vorsorgemedizin kann nicht mit den gleichen Methoden durchgeführt werden, die wir in der alltäglichen ärztlichen Diagnostik und Therapie anwenden. Ein Arzt, der ein perfekter Diagnostiker und begnadeter Therapeut ist, muss nicht unbedingt ein guter Präventivmediziner sein.

Die Präventivmedizin bewegt sich im sogenannten *Niedriginzidenzbereich.* Hier untersuchen wir Menschen, die wahrscheinlich eher gesund als krank sind. Die Krankheit, nach der wir fahnden, hat bei dem Vorsorgepatienten eine niedrige Inzidenz, ist also eher unwahrscheinlich – und in diesem Kontext funktionieren unsere medizinischen Tests einfach nicht so zuverlässig und liefern häufiger falsche Ergebnisse. Die Zusammengänge muss man verstehen, um Strategien zu entwickeln, die mit dieser Unsicherheit umgehen können. Denn harmlos und ohne Risiko sind diese Screening-Tests bei Weitem nicht, auch wenn sie nicht wehtun oder der Test selbst kein Risiko darstellt. Problematisch ist nämlich, was aus dem Testergebnis folgen könnte: zusätzliche Diagnostik oder unnötige Therapien, die dann durchaus risikobehaftet sein könnten. Oder wir versauen dem Patienten einfach nur sein unbeschwertes Leben, weil er glaubt, er würde an einem *Morbus Praeventicus* leiden, und ab sofort nur noch gedämpften Brokkoli isst, um seine Überlebenschancen zu erhöhen. Kommt Ihnen das bekannt vor? Wann war eigentlich Ihre letzte Cholesterinkontrolle?

Einschränkungen der Einzeltest-Diagnose

Wie können wir das Problem falscher Ergebnisse in der Präventivmedizin angehen, ohne ganz auf Vorsorgeuntersuchungen zu verzichten? Eine effektive Strategie ist die serielle Durchführung mehrerer Untersuchungen nacheinander. Bei der ersten Untersuchung ist die Wahrscheinlichkeit, dass jemand tatsächlich krank ist, oft noch gering. Daher sollte das Ergebnis dieser ersten Untersuchung nicht als endgültige Diagnose betrachtet werden, sondern lediglich als Ausgangspunkt für weitere Tests dienen.

Fällt das Ergebnis der ersten Untersuchung positiv aus, obwohl die Vortestwahrscheinlichkeit gering war, folgt eine weitere Untersuchung. Da der erste Test positiv war, steigt bei der zweiten Untersuchung die Vortestwahrscheinlichkeit, dass der Patient tatsächlich erkrankt ist. Wir haben es jetzt nicht mehr mit der allgemeinen Bevölkerung zu tun, sondern mit einer Gruppe von Menschen, bei denen ein erhöhtes Risiko für die Krankheit besteht.

Anschließend können weitere diagnostische Tests in Serie durchgeführt werden, um die Diagnose zu bestätigen oder auszuschließen. Diese Kettenuntersuchungen erhöhen schrittweise die Genauigkeit der Diagnose und reduzieren das Risiko falsch positiver Ergebnisse. Man muss nur cool genug sein, die Ergebnisse der ersten Untersuchungen der Serie gelassen zu betrachten und bei einem »Der-Mensch-ist-krank«-Ergebnis nicht gleich in Panik zu verfallen.

Wenn aus einem erhöhten Cholesterinspiegel bei der Blutuntersuchung sofort ein »Sie müssen ein Medikament nehmen« folgt, ist das keine gute Präventivmedizin. Eine Ein-Test-eine-Diagnose-Strategie gehört in den Bereich der Behandlungsmedizin, nicht in die kluge Vorsorgemedizin. Obwohl ein anlassloses Ganzkörper-MRT nach abgefahrener Hightech-Medizin klingt, ist es aber präventivmedizinischer Blödsinn und nützt eher den Ärzten als den Patienten.

Gut zu wissen: Die Präventivmedizin spielt nach eigenen Regeln

Fakten

- Präventivmedizin zielt auf die Verlängerung der gesunden Lebensspanne (Healthspan) ab
- Medizinische Tests sind nicht unfehlbar und können falsche Ergebnisse liefern
- In der Präventivmedizin gelten andere Regeln als in der klassischen Diagnostik
- Screenings im Niedriginzidenzbereich führen häufig zu falsch positiven Ergebnissen
- Die Vortestwahrscheinlichkeit ist entscheidend für die Bewertung von Testergebnissen
- Serielle Untersuchungen können die Genauigkeit der Diagnose erhöhen

Bis hierhin

- Nicht alle verfügbaren Tests sind sinnvoll für Screenings
- Falsch positive Ergebnisse können zu unnötiger Diagnostik und Therapie führen
- Die Ein-Test-eine-Diagnose-Strategie ist in der Präventivmedizin nicht zielführend
- Anlasslose Ganzkörper-MRTs sind präventivmedizinisch nicht sinnvoll

Wie geht es weiter?

- Vortestwahrscheinlichkeit berücksichtigen
- Serielle Untersuchungen durchführen
- Ergebnisse der ersten Tests gelassen betrachten
- Schrittweise die Diagnosegenauigkeit erhöhen

5
Cholesterin
Freund oder Feind?

Cholesterin – mehr als nur ein einfacher Blutwert

Wir müssen über Cholesterin reden. Ich hatte Cholesterin als Beispiel für eine unüberlegte und schlecht durchgeführte Vorsorgemedizin angeführt, was vielleicht den Eindruck erweckt haben könnte, dass ich gegen die Bestimmung von Cholesterinwerten und die hoher Fettwerte bin. Nichts könnte weiter von der Wahrheit entfernt sein. Die Bedeutung der Blutfettwerte für unsere Gesundheit ist ein komplexes Thema in der Präventivmedizin, und die einfache Lösung: »Cholesterin hoch, Medikament rein«, kratzt nur an der Oberfläche! Wir müssen tiefer graben und die Zusammenhänge verstehen, statt uns mit schnellen Antworten zufriedenzugeben!

Die Framingham-Studie – die Wurzel der Cholesterin-Forschung

Doch werfen wir zunächst einen Blick in die jüngere Medizingeschichte, und zwar in das Jahr 1948. In der beschaulichen Stadt Framingham an der US-amerikanischen Ostküste, wurde eine Studie durchgeführt, die die Welt verändern sollte: die Framingham-Herz-Studie – eine Langzeitstudie mit über 5000 Teilnehmern. Ihr Ziel war es, Licht ins Dunkel der damals noch ziemlich rätselhaften Ursachen von Herzkrankheiten zu bringen. Denn in den 1950er-Jahren des letzten Jahrhunderts wussten die Ärzte noch recht wenig darüber, warum einige Menschen an Durchblutungsstörungen des Herzens litten, andere jedoch nicht.

Die Forscher an der US-Ostküste verfolgten das Leben der Einwohner von Framingham über Jahrzehnte hinweg. Akribisch zeichneten sie deren Gewohnheiten, Gesundheitszustand und Krankheitsverläufe auf – eine Detektivarbeit, bei der jeder Hinweis und jedes Detail von Bedeutung sein konnte. Und tatsächlich begannen sich nach Jahren der Datensammlung einige Muster abzuzeichnen. Die Forscher entdeckten eine Reihe von Risikofaktoren, die das Auftreten von Herzkrankheiten begünstigten: Bluthochdruck, Rauchen, Übergewicht, Bewegungsmangel. Heute können wir in jeder Frauenzeitschrift etwas über diese Risiken lesen, aber damals waren die Erkenntnisse revolutionär. Herzerkrankungen galten plötzlich nicht mehr als schicksalhaft, sondern konnten verhindert werden.

Die Framingham-Studie lieferte jedoch noch einen weiteren entscheidenden Hinweis: Sie war die erste Studie, die einen klaren Zusammenhang zwischen erhöhtem Cholesterin und dem Risiko für Herzinfarkt und Schlaganfall aufzeigte. Dieser »Cholesterin-Killer«, wie er bald genannt wurde, rückte ins Zentrum der Aufmerksamkeit. Plötzlich gab es einen messbaren Wert, der den Ärzten ermöglichte, das Risiko eines Patienten einzuschätzen. Es war, als ob ein Zettel auftauchte, auf dem stand: »Hey, du hast ein Problem. Lass es uns angehen!«

Großartig! Die Framingham-Studie legte den Grundstein für eine neue Ära der Prävention und Behandlung von Herz-Kreislauf-Erkrankungen. Bis heute zählt sie zu den wichtigsten und einflussreichsten Studien in der Medizin. Doch die Wissenschaft entwickelt sich weiter.

Die 4S-Studie – der Durchbruch für Statine

Im Jahr 1994 rückte das Cholesterin erneut in den Vordergrund der Forschung – jenes Cholesterin, das sich so fies in den Arterien so vieler Menschen festsetzt. Jahrzehntelang hatte die medizinische Gemeinschaft nach einer Waffe gesucht, um diesen Feind, der in der Framingham-Studie bereits identifiziert wurde, zu besiegen.

Und dann, 1994, kam die sogenannte *4S-Studie* aus Skandinavien. Über 4400 Männer und Frauen mit koronarer Herzkrankheit und erhöhtem Cholesterinspiegel nahmen an der Untersuchung teil. Sie wurden in zwei Gruppen eingeteilt: Eine Gruppe erhielt ein neues Medikament namens *Simvastatin,* das den Cholesterinspiegel senken sollte, während die andere Gruppe ein Placebo erhielt, also eine wirkungslose Substanz. Die Forscher beobachteten sie über Jahre hinweg, und die Ergebnisse waren eindeutig: Simvastatin senkte nicht nur das Cholesterin, sondern reduzierte auch das Risiko eines tödlichen Herzinfarkts oder Schlaganfalls um ein Drittel! Die Ärzte hatten jetzt nicht nur den Zettel mit dem Cholesterinwert vor sich, sondern auch den Rezeptblock mit der Lösung für das Problem. »Du hast ein Problem, aber hey, ich hab da was für dich!«

Es war ein Triumph der Wissenschaft, der lang ersehnte Sieg über den »Cholesterin-Killer« schien plötzlich greifbar nah. Die Nachricht verbreitete sich in der medizinischen Welt wie ein Lauffeuer. Die 4S-Studie revolutionierte die Behandlung von Herzkrankheiten und machte *Statine,* wie die Gruppe dieser Cholesterinsenker heißt, zu einem Eckpfeiler der Prävention. Tatsächlich kann man mit bestem Gewissen sagen, dass Millionen von Menschen diesem bahnbrechenden Experiment ihr Leben verdanken.

Aber schauen wir uns die Ergebnisse der Studie einmal etwas genauer an. Was war eigentlich bahnbrechend an den Ergebnissen? Simvastatin reduzierte nicht nur den Cholesterinspiegel, sondern auch das Risiko für Herzinfarkt, Schlaganfall und Tod um beeindruckende 30 Prozent. Das ist wirklich großartig und entspricht genau dem, was ich als Arzt für meine Patienten anstrebe. Ich möchte nicht nur einen Blutwert behandeln, sondern den Menschen. Im besten Fall wird mein Patient geheilt, oder zumindest werden seine Beschwerden und Risiken gemindert, sodass er länger gesund leben kann. Und genau das scheint Simvastatin in der Tat zu können.

Doch hinter den Kulissen der medizinischen Fachkreise war die Stimmung nicht überall euphorisch. Einige Ärzte wiesen darauf hin, dass die Studie von Merck, dem Hersteller von Simvastatin, finanziert wurde. Lag vielleicht ein Interessenkonflikt vor? Kritiker stellten die Frage, ob die Ergebnisse möglicherweise geschönt wurden, um das Medikament besser darzustellen. Auch die Präsentation der Studienergebnisse sorgte damals bereits für Diskussionen. Die relative Risikoreduktion von 30 Prozent klang beeindruckend, doch die Kritiker bemängelten, dass die absolute Risikoreduktion deutlich geringer war. War der tatsächliche Nutzen für den einzelnen Patienten also kleiner als suggeriert? Wer sagte die Wahrheit?

Relative versus absolute Risikoreduktion – was bedeutet das für den Patienten?

Und auch hier – es tut mir leid – hilft uns nur der Blick in die Statistik weiter. Wir müssen den Unterschied zwischen relativer und absoluter Risikoreduktion genauer betrachten.

Stellen Sie sich vor, Sie erhalten eine niederschmetternde Diagnose: eine Krankheit, die unbehandelt bei 10 von 100 Betroffenen innerhalb eines Jahres tödlich verläuft. Doch es gibt Hoffnung – ein neues Medikament verspricht, das Risiko um 30 Prozent zu senken. Klingt nach einem Wundermittel, oder?

Doch, halt! Bevor wir jetzt euphorisch werden, sollten wir etwas genauer hinschauen. Denn hinter der beeindruckenden Zahl der relativen Risikoreduktion verbergen sich weniger spektakuläre Werte. Die relative Risikoreduktion sagt nur aus, um welchen Prozentsatz das Risiko im Vergleich zu unbehandelten Patienten sinkt. In unserem Beispiel bedeutet das: Statt 10 von 100 sterben nur noch 7. Das sind 3 Todesfälle weniger, also eine absolute Risikoreduktion von lediglich 3 Prozent für alle Betroffenen.

Plötzlich wirkt das Medikament nicht mehr ganz wie ein Wundermittel, oder? Die absolute Risikoreduktion zeigt den tatsächlichen Nutzen für Sie als Individuum. Sie gibt an, um wie viel Prozentpunkte sich Ihre Überlebenschance konkret verbessert. Diese Unterscheidung ist wichtig. Während die relative Risikoreduktion beeindruckend klingt und oft in der Werbung verwendet wird, ist die absolute Risikoreduktion der Wert, der wirklich zählt. Sie gibt eine realistische Einschätzung des individuellen Nutzens und hilft Ihnen zu entscheiden, ob das Medikament für Sie geeignet ist.

Klar, die Kritik gibt es, aber die 4S-Studie bleibt trotzdem ein echter Gamechanger. Sie hat uns die Rolle des Cholesterins als Risikofaktor und Statine als unverzichtbare Waffe im Kampf gegen koronare Herzerkrankungen vor Augen geführt. Wenn wir das große Ganze betrachten, profitieren heute Millionen von Menschen von dieser Therapie. Ein echter Sieg für die Gesundheit! Vorausgesetzt, sie leiden bereits an einer Herzerkrankung. Denn obwohl die 4S-Studie ein Meilenstein in der Herzmedizin war, hatte sie ihre Grenzen. Sie untersuchte ausschließlich Patienten mit bereits bestehender koronarer Herzkrankheit und einem erhöhten Cholesterinspiegel. Die spannende Frage, ob das Senken des Cholesterins auch bei gesunden Menschen ohne Herzprobleme etwas bringt, blieb völlig offen. Ein Rätsel, das noch gelöst werden musste.

Die WOSCOPS-Studie – Cholesterinsenkung als Prävention bei Gesunden

Eine der Studien, die genau diese Frage beantworten wollten, war die WOSCOPS-Studie *(West of Scotland Coronary Prevention Study)*. Über 6500 Männer mit erhöhtem Cholesterinspiegel, aber ohne Anzeichen einer Herzkrankheit, wurden untersucht. Die Frage lautete: Würde Pravastatin – ein weiteres Statin, vergleichbar mit dem Simvastatin aus der 4S-Studie – auch bei diesen scheinbar gesunden Männern das Risiko für Herzinfarkt und Schlaganfall senken?

Die Ergebnisse waren erneut – ja, man kann es nicht anders sagen – bahnbrechend. Pravastatin reduzierte das Risiko für Herzinfarkt und Tod durch Herz-Kreislauf-Erkrankungen um etwa 30 Prozent. »Schauen Sie, hier auf dem Zettel steht Ihr hoher Cholesterinwert. Sie sind zwar nicht krank, aber ich habe da was für Sie …« Auch das war neu in der Medizin: eine präventive Therapie gegen einen erhöhten Blutwert. Die Botschaft war klar: Cholesterinsenkung ist nicht nur für Kranke, sondern auch für Gesunde eine wichtige Präventionsmaßnahme. Die Statine hatten ihr Potenzial als Lebensretter erneut unter Beweis gestellt.

Die WOSCOPS-Studie war ein Triumph der Präventivmedizin. Sie zeigte, dass es möglich ist, Herz-Kreislauf-Erkrankungen nicht nur zu behandeln, sondern ihnen auch vorzubeugen – ein Hoffnungsschimmer für eine gesündere Zukunft. Statistisch gesehen.

Die Studien waren zwar bahnbrechend und haben das Verordnungsverhalten Tausender Ärzte weltweit beeinflusst, aber sie erzählen nicht die ganze Geschichte. Die Wahrheit ist: Nicht jeder profitiert gleichermaßen von einer Cholesterinsenkung. Die Studien liefern statistische Durchschnittswerte für die Bevölkerung, die nicht unbedingt auf jeden Einzelnen zutreffen. Genetik, Familiengeschichte und Lebensstil spielen eine wichtige Rolle und wurden in den Studien damals nicht umfassend berücksichtigt. Zwar wurden einige Lebensstilfaktoren wie Rauchen und Blutdruck erfasst, aber eine umfassende Betrachtung des individuellen Lebensstils jedes Teilnehmers war nicht Teil des Studiendesigns. Doch genau diese Faktoren sind Teil Ihres eigenen persönlichen Lebens und beeinflussen die Vortestwahrscheinlichkeit – Sie erinnern sich? –, die entscheidend für die Einschätzung Ihres individuellen Risikos ist.

Diese Einschränkungen bedeuten zwar nicht, dass die Ergebnisse der Studien irrelevant sind, aber sie zeigen, dass die individuelle Risikobewertung und Therapieentscheidung in der Praxis über den Rahmen dieser Studien hinausgehen muss. Der Mensch ist einfach individueller als der Bevölkerungsdurchschnitt.

Zukünftige Entwicklungen – personalisierte Strategien

Neuere Forschungsansätze versuchen nun, diese Lücke zu schließen, indem sie genetische Faktoren, Familiengeschichte und Lebensstil stärker berücksichtigen. Ziel ist es, eine personalisierte Präventionsstrategie zu entwickeln, die auf die individuellen Bedürfnisse jedes Einzelnen zugeschnitten ist.

Wie ist es zum Beispiel, wenn Ihre Eltern trotz eines erhöhten Cholesterinspiegels ein langes, gesundes Leben geführt haben? Vielleicht haben Sie von ihnen eine genetische Veranlagung geerbt, die Sie persönlich schützt. In diesem Fall könnte der Nutzen einer Cholesterinsenkung möglicherweise geringer sein als bei jemandem mit einer anderen Familiengeschichte. Auch andere Risikofaktoren wie Bluthochdruck, Rauchen und Diabetes oder Faktoren, die wir heute noch gar nicht kennen, müssen berücksichtigt werden.

Ein erhöhter Cholesterinspiegel ist nur ein Teil des Puzzles. Für mich sind Risikofaktoren wie ein Symphonieorchester, niemals ein Solostück – Präventivmedizin muss personalisiert sein und kein unhinterfragtes Abbild einer Statistik. Neuere Studien gehen inzwischen einen Schritt weiter und versuchen, die individuellen Risikofaktoren jedes Einzelnen zu berücksichtigen. Genetische Risiko-Scores, die auf einer Vielzahl von Genvarianten basieren, können dabei helfen, Personen zu identifizieren, die trotz eines normalen Cholesterinspiegels ein erhöhtes Risiko für Herz-Kreislauf-Erkrankungen haben. Auf der anderen Seite könnte der laborchemische Ausschluss von besonders kleinen LDL-Cholesterin-Partikeln einen Hinweis darauf geben, dass ein erhöhter Cholesterinspiegel möglicherweise gar nicht behandelt werden muss – individuell betrachtet.

Es bleibt spannend zu beobachten, wie sich die Medizin weiterentwickeln wird. Zum heutigen Zeitpunkt lässt sich jedoch sagen, dass jede Therapieentscheidung sehr persönlich getroffen werden sollte – insbesondere bei Therapien, die ein Leben lang durchgeführt werden müssen, wie die Senkung des Cholesterinspiegels. Doch immer, wenn wir uns in den Erkenntnissen so richtig einkuscheln und uns mit einer Tasse heißer Schokolade vor Netflix entspannen möchten, kommt von irgendwo ein fieser Plottwist daher.

Es wäre so schön und würde perfekt in den Zeitgeist passen, wenn wir die Aussage: »Wir müssen den Cholesterinwert individuell betrachten, und vielleicht ist er für einige Menschen gar nicht so problematisch«, einfach so stehen lassen könnten. Aber das wäre nur die halbe Wahrheit. Ja, es stimmt: Nicht jeder Cholesterinwert muss therapiert werden, und nicht jeder Mensch hat ein höheres Risiko, nur weil auf dem Laborzettel eine rote

Zahl steht. Kuschel, kuschel. Doch wenn wir die Statine genauer betrachten, entdecken wir eine gemeine und unerwartete Extrawirkung: Sie verlängern unser Leben unabhängig vom Cholesterinwert. Also: Netflix ausschalten, und weiter geht's – die präemptive Therapie geht in eine neue Runde.

Gut zu wissen: Cholesterin und Statine in der Präventivmedizin

Fakten

- Die Framingham-Herz-Studie (1948) identifizierte erstmals den Zusammenhang zwischen erhöhtem Cholesterinspiegel und Herzerkrankungen
- Die 4S-Studie (1994) zeigte, dass Simvastatin das Risiko für Herzinfarkt und Schlaganfall bei Patienten mit koronarer Herzkrankheit um 30 Prozent senkte
- Die WOSCOPS-Studie bewies die präventive Wirkung von Statinen auch bei gesunden Menschen mit erhöhtem Cholesterinspiegel

Bis hierhin

- Es gibt einen Unterschied zwischen relativer und absoluter Risikoreduktion
- Individuelle Faktoren wie Genetik, Familiengeschichte und Lebensstil spielen eine wichtige Rolle bei der Risikobewertung

Wie geht es weiter?

- Neuere Forschungsansätze streben eine personalisierte Präventionsstrategie an

6
Präventivmedizin
Revolution der Gesundheit

Die faszinierende Welt der Anti-Aging-Forschung

Ich bin nicht der einzige Biohacker auf der Welt, auch wenn es sich damals beim Marathon so anfühlte, als wäre ich ganz allein. Tatsächlich gibt es in der noch recht jungen Biohacking-Szene einige berühmte Persönlichkeiten, viele von ihnen mit Wurzeln in der Anti-Aging-Bewegung.

Mein Auftritt als Comedian auf einer Anti-Aging-Konferenz in Peking

Vor einigen Jahren wurde ich zu einer Anti-Aging-Konferenz nach Peking eingeladen. Nicht etwa als Biohacker, um einen Fachvortrag zu Langlebigkeit zu halten oder meine Sicht als Sport- und Präventivmediziner mit der Fachwelt zu teilen. Nein, der Veranstalter aus China wollte mich als Kabarettist auf der Kongressbühne sehen. Offenbar waren sie auf meine Bühnenshow in Deutschland aufmerksam geworden und hielten mich für eine nette Unterhaltung auf dem sonst sehr wissenschaftlichen Kongress.

Egal. Auch wenn es meiner Seele ein wenig wehtat, flog ich also nicht als heldenhafter und skrupelloser Biohacking-Punk, sondern als Comedian nach Peking und fand mich in einer anderen Welt wieder. Nahezu die gesamte Anti-Aging-Prominenz der Welt war auf einer kleinen Halbinsel, nahe der Hauptstadt, versammelt, wo der Kongress stattfinden sollte. Vom Nobelpreisträger aus den USA bis hin zu deutschen Stammzellforschern – jeder, der in diesem Bereich Rang und Namen hatte, war anwesend.

Ich kam aus dem Staunen nicht heraus, besonders über den finanziellen Aufwand, den unser chinesischer Gastgeber betrieben hatte. Ich hatte schon an einigen medizinischen Kongressen teilgenommen, aber nirgendwo war die Ausstattung so beeindruckend. Auf dieser Halbinsel wurde eigens für diesen Kongress ein komplettes kleines Dorf errichtet – mit Häusern, Springbrunnen, Wegen und Bootsanlegestellen. Und obwohl die Halbinsel durch eine Straße mit dem Festland verbunden war, wurden wir auf einer großen Jacht zum Kongressort gebracht. Wir fühlten uns wie Könige und hatten das Gefühl, dass hier gerade etwas ganz Großes geschieht.

Das Catering war fantastisch, mit gemeinsamen Grillabenden und Mahlzeiten am See. Jeder der Teilnehmer erhielt zur Begrüßung eine kleine Figur von sich selbst, die der Veranstalter anhand von öffentlichem Fotomaterial vor unserer Ankunft hatte anfertigen lassen. Einige Wissenschaftler wurden sogar auf großen Ölgemälden verewigt, die im Foyer des speziell für diesen Anlass gebauten Hotels hingen. Ich bekam natürlich kein Ölgemälde – ich war schließlich nur der Comedian.

Über allem schwebte eine unglaublich positive und innovative Stimmung. Normale medizinische Kongresse sind häufig eher recht trockene Angelegenheiten, mit Käseschnittchen und Gürkchen – wenn es gut läuft. Doch hier in China war klar: Es geht um etwas Neues, etwas Großes. Wahrscheinlich waren die Gründerjahre im Silicon Valley der USA von einem ähnlichen Spirit geprägt. Es fühlte sich an wie eine Zeit des Aufbruchs.

Besonders interessant fand ich, dass die teilnehmenden Wissenschaftler nicht nur von ihrem Fachgebiet begeistert schienen, sondern die von ihnen propagierte Langlebigkeit der Anti-Aging-Medizin auch selbst lebten. Es war offensichtlich, dass viele der Teilnehmer selbst Medikamente einnahmen, obwohl sie nicht krank waren. Viele der anwesenden Experten waren nicht nur Wissenschaftler, sie waren selbst Biohacker. Und viele von ihnen nahmen Metformin ein – zumindest diejenigen, die keine Langstreckenläufer waren.

Biohacker und ihre visionären Ansätze zur Selbstoptimierung

Biohacker verstehen sich als Pioniere an der Schnittstelle von Biologie, Technologie und Selbstoptimierung. In Peking kam dieser Pioniergeist besonders deutlich zum Vorschein: Strategien zur Ernährung, Bewegung und Schlafoptimierung wurden ebenso thematisiert wie technische Lösungen wie Implantate, genetische Manipulationen und Wearables. Auch wenn das jetzt etwas abgehoben klingt, ist das vielleicht gar nicht so weit von Ihrer eigenen Lebensrealität entfernt. Denn ein einfaches Wearable wie eine Smartwatch verwenden Sie vielleicht auch, ohne sich selbst als Biohacker zu bezeichnen. Willkommen in der faszinierenden Welt des Biohackings!

Biohacker sind angetrieben von der tief verwurzelten Überzeugung, dass der Mensch sein biologisches Schicksal zu großen Teilen selbst bestimmen kann und nicht unbedingt den Launen der Natur oder den Beschränkungen der heutigen Medizin ausgeliefert sein muss. Ihre Bereitschaft, Risiken einzugehen, um die Grenzen des Möglichen auszuloten und ihrer Vision einer verbesserten menschlichen Existenz näher zu kommen, ist oft wirklich beeindruckend – und macht mir als Arzt manchmal Angst und Bange.

Der umstrittene Biohacker Aaron Traywick

Einer der bekanntesten Biohacker in der Geschichte der Longevity-Medizin war Aaron Traywick, der mit seinen unkonventionellen Methoden und riskanten Selbstversuchen sogar die sonst eigentlich sehr experimentierfreudige Biohacking-Community polarisierte. Aaron Traywick war kein gewöhnlicher Wissenschaftler. Als CEO des Start-ups Ascendance Biomedical verfolgte er eine ambitionierte Vision: die Demokratisierung der medizinischen Forschung und die Überwindung der Grenzen des menschlichen Körpers. Er war überzeugt, dass jeder Mensch das Recht haben sollte, selbst über seine Gesundheit und seine biologische Entwicklung zu bestimmen. Traywick strebte danach, die medizinische Forschung zu öffnen, sie aus den elitären Laboren großer Pharmakonzerne herauszulösen und einer breiteren Gemeinschaft von Wissenschaftlern und interessierten Laien zugänglich zu machen.

Sein Traum war eine Welt, in der Krankheiten nicht nur behandelt, sondern auch aktiv verhindert werden. Er stellte sich vor, dass Alterungsprozesse verlangsamt oder sogar umgekehrt werden könnten. Traywick träumte von einer Zukunft, in der alle Menschen gesünder und länger leben und das Beste aus ihrem Körper und Geist herausholen können.

Wie viele Biohacker war auch Traywick ein überzeugender, charismatischer Redner, der seine Ideen immer mit Leidenschaft vertrat. Er organisierte zahlreiche öffentliche Veranstaltungen, um seine Experimente und Visionen vorzustellen und Gleichgesinnte zu begeistern.

Traywick lebte seinen Traum voll und ganz aus: Er zögerte nicht, seine Theorien am eigenen Leib zu testen. Im Oktober 2017 sorgte er für Aufsehen, als er sich vor laufender Kamera eine ungetestete, selbst entwickelte Gentherapie injizierte. Er übertrug dieses Ereignis live auf Facebook und behauptete, diese Therapie könne das Herpesvirus bekämpfen. Traywick wollte damit demonstrieren, dass seine Gentherapie-Ansätze zur Behandlung von Viruserkrankungen funktionierten. Allerdings lieferte er keine wissenschaftlichen Beweise für die Wirksamkeit oder Sicherheit dieser Behandlung.

Solche Aktionen brachten Traywick nicht nur Bewunderung, sondern auch scharfe Kritik ein. Gesundheitsbehörden warnten vor den Gefahren solcher Experimente und bezeichneten sie als unverantwortlich sowie potenziell lebensgefährlich. Traywick ließ sich jedoch nicht beirren und verteidigte seine Vorgehensweise als notwendigen Schritt zur Beschleunigung des medizinischen Fortschritts.

Traywicks Leben endete jedoch tragisch. Im April 2018 wurde er leblos in einem Floating-Tank in einem Spa in Washington, D.C., aufgefunden. Ein Floating-Tank, auch bekannt als Isolationstank oder Samadhi-Tank, schafft eine Umgebung der sensorischen Deprivation. Eigentlich ist er nur eine große und geschlossene Kapsel, die mit einer hochkonzentrierten Salzlösung gefüllt ist. Diese Salzlösung ist so dicht, dass der Körper mühelos an der Oberfläche schwebt, also floatet. Im Inneren des Tanks herrschen absolute Dunkelheit und Stille, wodurch äußere Reize wie Licht und Geräusche minimiert werden. Der Tank ist groß genug, um bequem darin zu liegen, und die Salzlösung wird auf Körpertemperatur erwärmt, was ein Gefühl der Schwerelosigkeit vermittelt.

Was macht aber die Entkopplung von der Umwelt mit uns? Die Schwerelosigkeit in der Salzlösung entlastet Gelenke und Muskeln und kann bei chronischen Schmerzen eine deutliche Linderung verschaffen. Aber vor allem soll uns diese Entkopplung in einen Zustand tiefer Entspannung versetzen, der von vielen Biohackern mit Meditation verglichen wird. Stresshormone werden abgebaut, und das parasympathische Nervensystem, das bei uns für Ruhe und Erholung sorgt, wird aktiviert. Unser Gehirn kann sich vermehrt auf innere Prozesse konzentrieren, was die Kreativität und Problemlösungsfähigkeit fördern könnte. Viele Biohacker beschreiben den Zustand der sensorischen Deprivation als einen, der zu erhöhter mentaler Klarheit und tiefem Verständnis für die eigenen Gedanken und Gefühle führt – geradezu mystisch.

Wahrscheinlich wollte Aaron Traywick diesen Zustand noch intensivieren, denn die offizielle Todesursache in seinem Floating-Tank war Ertrinken unter dem Einfluss von Ketamin. Dieses Narkosemittel wird auch als Partydroge missbraucht. Viele Menschen sprechen Ketamin eine bewusstseinserweiternde Wirkung zu, doch es führt allerdings auch zu Halluzinationen, Verwirrtheit und Bewusstseinsverlust. Warum Traywick letztendlich Ketamin in einem Floating-Tank konsumierte, wird für immer sein Geheimnis bleiben.

Traywicks plötzlicher Tod löste eine Welle von Spekulationen und Verschwörungstheorien aus. Einige vermuteten, dass er Opfer eines gezielten Anschlags geworden war, möglicherweise von Pharmaunternehmen, die sich durch seine Aktivitäten bedroht fühlten. Andere glaubten, er habe bei einem seiner riskanten Experimente einen Fehler gemacht und die Folgen unterschätzt. Wieder andere sahen seinen Tod als tragische Konsequenz seines rücksichtslosen Strebens nach Selbstoptimierung und Unsterblichkeit. Die Wahrheit über Traywicks Tod wird möglicherweise nie vollständig ans Licht kommen.

Präventivmedizin: Primär-, Sekundär- und Tertiärprävention

Aber zurück nach Peking. Ich fand mich damals auf dem Kongress an einer Schnittstelle zwischen der als seriös wahrgenommenen, alteingesessenen Wissenschaft und dem freigeistigen Mindset der Biohacker. Hier traf ich auf Menschen, die ohne erkennbaren medizinischen Grund zahlreiche Medikamente einnahmen und sich verschiedenen Prozeduren unterzogen. Und ich dachte damals, ich sei mit meiner Metformin-Einnahme revolutionär. Weit gefehlt. Präemptive Therapien waren für mich damals noch ziemliches Neuland.

Lassen Sie uns versuchen, etwas Ordnung in die verschiedenen Therapierichtungen zu bringen und präemptive Therapien von kurativen, Vorsorge- und Risikofaktoren-Therapien zu unterscheiden. Wir machen das der Einfachheit halber anhand des Cholesterins und der Statine aus dem letzten Kapitel, da wir hier gleichzeitig auch verschiedene Ansätze der Präventivmedizin betrachten können.

Die drei Säulen der Präventivmedizin

Wir besprachen die Möglichkeit der Cholesterinsenkung bei Menschen, die einen erhöhten Cholesterinspiegel haben, aber noch nicht an einer Herzerkrankung leiden. Das ist sicherlich der häufigste Fall, dem man in der typischen Hausarztpraxis begegnet. Einmal einen Gesundheits-Check-up gemacht, Cholesterinwert hoch, und nun?

Bei der Behandlung von Risikofaktoren bei noch gesunden Menschen handelt es sich um eine sogenannte *sekundärpräventive* Maßnahme. Daneben gibt es aber auch noch die *Primärprävention* und sogar die *Tertiärprävention.* Stellen Sie sich vor, Ihr Herz-Kreislauf-System ist eine Burg, die es zu schützen gilt. Doch wie verteidigen Sie sich am besten gegen den Feind Cholesterin? Bevor er überhaupt angreift – ihr Cholesterinspiegel ist also noch normal –, stärken Sie Ihre Burgmauern durch gesunde Ernährung, regelmäßige Bewegung und den Verzicht auf Rauchen. So halten Sie Ihre Gefäße gesund und elastisch, bevor sich gefährliche Ablagerungen bilden können. Das ist Primärprävention – die beste Verteidigung besteht schließlich darin, den Feind gar nicht erst in die Burg zu lassen.

Manchmal gelingt es dem Feind jedoch, trotz aller Maßnahmen, einen Fuß in die Tür zu bekommen. Der Check-up in der Arztpraxis schlägt Alarm. Bei erhöhtem Cholesterinspiegel könnten nach dem Alarm die Statine eine wichtige Rolle spielen. Sie senken den Cholesterinspiegel und verhindern so, dass sich gefährliche Plaques in den Arterien bilden und zu Herzinfarkt oder Schlaganfall führen. Das ist die beschriebene Sekundärprävention – frühzeitig erkennen und dann handeln, um Schlimmeres zu verhindern.

Wenn der Feind aber bereits in der Burg wütet, müssen Sie den Schaden begrenzen und verhindern, dass er sich ausbreitet, den Brunnen vergiftet und mit dem Burgfräulein durchbrennt. Nach einem Herzinfarkt könnten Statine helfen, weitere Schäden zu verhindern und die Herzfunktion zu verbessern. Das ist *Tertiärprävention* – den Schaden begrenzen und die Lebensqualität erhalten.

Die Zukunft der Prävention

Primär-, Sekundär- und Tertiärprävention sind die drei Säulen der Präventivmedizin. Wenn ich eine Primärprävention empfehle, wird es kaum einen Shitstorm geben, denn wer kann schon ernsthaft etwas gegen einen gesunden Lebensstil sagen. Auch wenn man praktisch keinen Brokkoli mag, ist er zumindest theoretisch fast immer eine prima Idee. Ich befinde mich also in sicheren Gewässern, und meine Aussagen sind tauglich für Gesundheitsbeiträge in Zeitschriften und im Fernsehen – sie tun niemandem wirklich weh.

Bei der Sekundärprävention sieht es aber schon etwas anders aus. Schließlich zielt die Sekundärprävention darauf ab, bei bereits bestehenden Risikofaktoren das Fortschreiten zu verhindern und Folgeerkrankungen zu vermeiden. Zum einen trifft dies nicht mehr auf die breite Masse des Fernsehpublikums zu, sondern nur einen geringen Teil der Menschen. Zum anderen spielen hier Glaubenssätze und Philosophien eine Rolle, die sehr individuell sind. Es wäre ein Irrtum zu glauben, dass jeder Mensch gleichermaßen von einem schmerzlosen hohen Cholesterinspiegel beeindruckt wäre. Sie erinnern sich an meine Freunde: »Wer will schon 800 Jahre alt werden?«

Bei der Tertiärprävention – wenn das Kind also schon in den Brunnen gefallen ist oder zumindest vom Brunnenwasser einen guten Schluck getrunken hat – ist die Situation wieder einfacher. Dass wir kranke Menschen behandeln müssen, ist den meisten klar. Durch die Cholesterinbehandlung bremsen wir das Fortschreiten der Herzerkrankung aus. Sicheres Terrain, keine Shitstorm-Gefahr für mich.

Aber jetzt lassen wir unterschiedliche Lebensphilosophien mal so richtig aufeinanderknallen. Ich propagiere einfach einmal eine primärpräventive Maßnahme bei völlig beschwerdefreien Menschen. Und diese Primärprävention soll nicht aus Brokkoli oder abendlichen Spaziergängen durch den Park bestehen, sondern aus einer knallharten präemptiven Therapie. Mit einer wirklich wirksamen Tablette. Was würden Sie zum Beispiel sagen, wenn ich Ihnen empfehlen würde, ab heute jeden Tag eine Tablette Viagra zu nehmen?

Shitstorm-Alarm!

Stellen Sie sich vor, Sie könnten in eine Kristallkugel blicken, die Ihnen einen Einblick in die Geheimnisse der menschlichen Gesundheit gibt. Eine moderne Kristallkugel, nicht voller Rauch und Glitzer, sondern gefüllt mit Millionen von Datenpunkten. Diese Daten-Kristallkugel existiert bereits und heißt *Big Data*. In riesigen Datenbanken, gefüllt mit Gesundheitsdaten von Millionen von Menschen, verbergen sich Erkenntnisse, die nur darauf warten, entdeckt zu werden. Big Data ermöglicht es uns, Muster und Zusammenhänge zu erkennen, die dem menschlichen Auge ohne Computerhilfe verborgen bleiben.

Big Data in Deutschland? Natürlich nicht in Deutschland! In Deutschland gibt es strenge Datenschutzbestimmungen und eine – ich sage mal – eher zurückhaltende Einstellung zur Nutzung von Gesundheitsdaten für Forschungszwecke. Das ist häufig auch gut so, aber nicht unbedingt immer – und sicherlich nicht für die Longevity-Forschung.

Die UK Biobank – ein Datenschatz für die Gesundheitsforschung

Deshalb müssen wir einen Blick über den Ärmelkanal werfen. Hier existiert nämlich die sogenannte UK Biobank, ein riesiger Datenschatz der britischen Gesundheitsforschung. Und genau hier machten sich Wissenschaftler auf eine ungewöhnliche Spurensuche. Sie wollten herausfinden, ob die Einnahme von verschreibungspflichtigen Medikamenten die Lebenserwartung der Menschen beeinflusst. Eine Frage, die auf den ersten Blick trivial erscheinen mag, schließlich geht man in der Regel stillschweigend davon aus, dass man länger lebt, wenn der Arzt eine Pille aufschreibt. Doch weit gefehlt. Mithilfe statistischer Methoden analysierten Forscher Daten von über 500 000 Teilnehmern der UK Biobank, die über Jahre hinweg beobachtet worden waren. Sie verglichen die Lebenserwartung von Menschen, die bestimmte Medikamente einnahmen, mit derjenigen von Menschen, die diese nicht einnahmen. Eine Art gigantisches Puzzle, das Stück für Stück zusammengesetzt werden musste, hinter dem die einfache Frage steckte: Lassen uns Medikamente länger leben?

Und, auweia: Die meisten Medikamente schienen die Lebenserwartung nicht zu verlängern. Aber nicht nur das. Sie schienen sie sogar zu verkürzen. Keine wirklich guten Nachrichten.

Doch dann kam die Überraschung. Einige Medikamente verkürzten die Lebenserwartung nicht, sie verlängerten sie sogar, und zwar unabhängig von der Krankheit, die ursprünglich zur Verschreibung des Medikaments führte. Die Forscher fanden sie also: Medikamente, die das Potenzial hatten, Longevity zu fördern. Darunter auch das bereits erwähnte Viagra.

Es verwundert Sie, warum eine Pille zur Erektionskräftigung als Nebeneffekt das Leben verlängern könnte? Mit diesem Erstaunen sind Sie nicht allein. Ich glaube, die Forscher hatten mit vielem gerechnet, aber Viagra stand auf der Hitliste der Lang-soll-er-leben-Kandidaten wirklich nicht an erster Stelle. Klar, die Statine, die Sie bereits in der Therapie eines erhöhten Cholesterinspiegels kennengelernt haben, führen laut UK Biobank auch zu einer Lebensverlängerung. Aber Viagra stellte die Forscher vor ein Rätsel. Wie war es möglich, dass ausgerechnet die blaue Pille eine lebensverlängernde Wirkung zeigte, andere der insgesamt 406 untersuchten Präparate wie zum Beispiel auch Antibiotika oder Mittel gegen Blutgerinnung das aber nicht taten? Hatten die Forscher einen lebensverlängernden Effekt entdeckt, der bisher übersehen worden war? Oder gab es andere Erklärungen für dieses Phänomen?

Wie Medikamente die Lebenserwartung beeinflussen

Die Wissenschaftler tauchten tiefer in die Daten ein, untersuchten mögliche Störfaktoren und suchten nach versteckten Zusammenhängen. Sie verglichen die Lebenserwartung von Menschen mit unterschiedlichen Erkrankungen, Lebensstilen und genetischen Veranlagungen. Nach Monaten intensiver

Forschung wurden die Ergebnisse klarer: Die Medikamente, die die Lebenserwartung zu erhöhen schienen, hatten tatsächlich positive Effekte auf den Körper, die über die ursprünglich behandelten Erkrankungen hinausgingen. Zwar verkürzt die Erektionsstörung selbst nicht das Leben, doch Viagra kann es verlängern – und zugleich die Erektionsprobleme lindern.

Beim Cholesterin ist es ähnlich: Es ist nicht nur die Cholesterinsenkung, die die lebensverlängernde Wirkung der Statine erklärt – denn sie wirken ja auch bei normalem Cholesterinspiegel. Es gibt also weitere Effekte, die über die Fettsenkung hinausgehen.

Für mich ist diese Studie aus den Daten der UK Biobank ein Meilenstein der präemptiven Therapien in der Präventivmedizin, also einer Therapie, bevor es zu einer Erkrankung kommt – eigentlich ein No-Go in der Medizin. Die Studie zeigte jedoch, dass die Beziehung zwischen Medikamenten und Lebenserwartung vielleicht doch etwas komplexer ist, als wir bisher dachten. Die lineare Beziehung »Laborwert hoch – krank – Pille – gesund« greift zu kurz.

Aber ganz ehrlich, diese Erkenntnisse öffnen irgendwie auch die Büchse der Pandora und kratzen tief an weltanschaulichen und philosophischen Einstellungen. Wer bin ich? Wie möchte ich leben? Was ist ein natürliches Leben? Die Alltagsbedeutung der Studienergebnisse geht weit über die eingangs gestellte Frage: »Wo willst du in 800 Jahren leben?«, hinaus. Wir müssen uns jetzt und heute die Frage gefallen lassen: »Bin auch ich ein Biohacker?«, also möchte ich durch Medikamente die Wahrscheinlichkeit eines längeren und gesünderen Lebens erhöhen? Denn es ist jetzt nicht mehr die Frage, ob wir es können. Diese Frage ist beantwortet. Es ist jetzt die Frage, ob wir es wollen. Und diese Frage ist nicht einfach zu beantworten.

Nebenwirkungen des Biohackings

Es überrascht mich in meiner Sprechstunde immer wieder, wie viele meiner Patienten eine tief empfundene Abneigung gegen jede Art von Medikamenten haben. Selbst wenn es gar nicht ums Biohacking geht, sondern um ganz konservative Therapiestrategien. Wenn alle Risiko-Indikatoren ausschlagen, alle Warnlampen angehen und statistisch eindeutig darauf hinweisen, dass zum Beispiel die Blutfette problematisch hoch sind und eine medikamentöse Therapie absolut sinnvoll ist, lehnen viele meiner Patienten trotzdem eine Einnahme von Medikamenten ab. Und selbst wenn wir dann nach einiger Zeit versuchter Lebensstilumstellung mit besserer Ernährung und mehr Bewegung – im optimalen Fall gelingt das sogar ohne Brokkoli – feststellen, dass sich die Fettwerte kaum verändert haben, selbst dann wird sehr häufig eine Medikation nicht gewünscht. Und das, obwohl zum Beispiel der Cholesterinwert als zu hoch bestimmt wurde. Wie ist es dann bei normalen Blutwerten, wenn für ein paar Euro ein Medikament auf mich wartet, das mit süßlicher Stimme ruft: »Schluck mich, wenn du alt werden willst«?

Ich kann die Zurückhaltung meiner Patienten gut nachvollziehen. Die Angst vor Nebenwirkungen oder im schlimmsten Fall sogar vor Langzeitschäden durch die Medikamente ist groß. Da helfen auch kaum Argumente über Studienergebnisse, Vergleiche mit Alkohol oder Zucker oder anderen Lebensrisiken. Die Sorgen vor Medikamenten, Misstrauen gegenüber der Pharmaindustrie und uns Ärzten, Angst vor Abhängigkeit oder Nebenwirkungen sind tief verwurzelt. Und auch da wir Risikofaktoren, im Gegensatz zu Symptomen, nicht spüren – sie tun ja nicht weh. Außerdem treten die Folgen einer Nicht-Therapie erst viel später im Leben auf, weshalb viele Menschen einfach noch abwarten wollen. Es ist aber ein Abwarten, bis es vielleicht zu spät ist – das muss uns bewusst sein.

Das Dilemma der präventiven Therapie

Medizinisch gesehen stellt das ein erhebliches Problem dar, vor allem wenn bereits eine Risikovorstufe vorliegt. Im Falle des Cholesterins bedeutet das nämlich viele verlorene Jahre. Sobald wir die Blutfettwerte als Risiko erst einmal identifiziert haben – und damit meine ich nicht die Messung des Gesamtcholesterins, denn wie wir inzwischen wissen, reicht das nicht aus –, sollten wir so schnell wie möglich mit einer medikamentösen Therapie beginnen. Jeder Tag, an dem die Lipide unsere Gefäße angreifen, ist ein Tag zu viel. Das Risiko für unsere Gefäße erhöht sich mit jedem einzelnen »fetten Tag«.

Wie man so schön sagt: »There is no glory in prevention.« Wir haben in der Regel keinen identischen Zwilling zur Verfügung. Einen Zwilling behandeln wir, während der andere untherapiert bleibt. Nach 20 Jahren schauen wir dann, wie es beiden ergangen ist. Wer hatte das gesündere Leben? Wer ist fitter? Wer ist noch am Leben?

Präventivmedizin wäre einfach, hätten wir Zwillinge, viel Zeit und mehr als ein Leben zur Verfügung. Aber ohne das können wir uns nur auf allgemeine Statistiken stützen und unsere »virtuellen Zwillinge« in den untersuchten Studienpopulationen suchen. Wir müssen uns fragen, wie es den Teilnehmern der wissenschaftlichen Studien statistisch gesehen ergangen ist, und dann entscheiden, ob die Ergebnisse auch auf unser persönliches Leben zutreffen. Das sind intellektuelle Klimmzüge, die wir leisten müssen, um die Wirkung der Präventivmedizin zu begreifen. Und am Ende steht immer eine gemeinsame Entscheidung, ein *shared decision making*, von Arzt und Patient. Die Entscheidung für einen gesunden Lebensstil ist relativ einfach. Auch wenn ich das Bild vielleicht überstrapaziere: Mehr Brokkoli geht immer. Doch die bewusste Entscheidung für eine präemptive Therapie ist schon eine andere Hausnummer.

Die Daten der UK-Biobank-Studie sind äußerst interessant und könnten unser medizinisches Verständnis revolutionieren. In späteren Kapiteln werden wir noch einmal auf die 14 potenziell lebensverlängernden Wirkstoffe zurückkommen und uns ein paar dieser Medikamente genauer anschauen. Denn hier könnte sich möglicherweise ein Cocktail der Longevity finden, zumindest für die Biohacker unter uns.

Zunächst sollten wir jedoch zur Diagnostik zurückkehren und an einem Beispiel die Frage betrachten, wie wir handeln sollten, wenn wir den Vital-Code unseres Körpers wahrgenommen haben. Dabei werfen wir einen Blick auf einen entscheidenden Bereich der Präventivmedizin und lernen gleichzeitig einen der größten Killer unserer Langlebigkeit kennen: unseren Energiestoffwechsel.

Gut zu wissen: Biohacking und präemptive Therapien

Fakten

- Biohacking befindet sich an der Schnittstelle von Biologie, Technologie und Selbstoptimierung
- Wissenschaftler experimentieren heutzutage mit präemptiven Therapien
- Präventivmedizin unterteilt sich in Primär-, Sekundär- und Tertiärprävention

Bis hierhin

- UK-Biobank-Studie: Entdeckung potenziell lebensverlängernder Medikamente

Wie geht es weiter?

- Ethische Fragen: Abwägung zwischen Risiken und Nutzen präemptiver Therapien
- Skepsis gegenüber Medikamenteneinnahme ohne akute Erkrankung
- Herausforderungen der Präventivmedizin: Langzeitwirkungen schwer nachweisbar

7
Stielwarzen
Warnsignal für Insulinresistenz

Insulinresistenz – der stille Begleiter von Stielwarzen

Ein überraschendes Beispiel für einen Vital-Code hatte ich bereits erwähnt: diese seltsamen und kosmetisch störenden Stielwarzen, die Menschen häufig am Hals, am Nacken oder in der Schulterregion haben.

Stielwarzen, medizinisch als *Fibroma pendulans* oder *Acrochordon* bezeichnet, sind gutartige Hautwucherungen. Sie sind meist hautfarben, braun oder schwarz und haben eine weiche, fleischige Konsistenz. Stielwarzen hängen an einem dünnen Stiel von der Haut herab – daher der attraktive Name – und können in ihrer Größe variieren, von wenigen Millimetern bis zu mehreren Zentimetern. Sie haben oft eine raue, unregelmäßige Oberfläche und können einzeln oder in Gruppen auftreten.

So weit, so bekannt. Was viele Menschen – und auch Ärzte sind Menschen – jedoch nicht wissen, ist, dass Stielwarzen auch ein Hinweis auf eine lebensbedrohliche Erkrankung sein können: eine Insulinresistenz.

Insulinresistenz ist ein Zustand, bei dem der Körper nicht mehr effektiv auf das Hormon Insulin reagiert, das unseren Blutzuckerspiegel reguliert. Nach einer kohlenhydratreichen Mahlzeit muss der Insulinspiegel stärker als üblich ansteigen, um den Blutzucker in die Zellen zu transportieren. Und das ist ein Problem: Zum einen haben wir mehr Zucker in den Blutgefäßen (nicht gut), und zum anderen haben wir auch vermehrt Insulin im Blut (gar nicht gut). Zu beiden Problemen gleich noch mehr. Aber zunächst zurück zu den Stielwarzen.

Wie gesagt haben Studien gezeigt, dass Menschen mit einer Insulinresistenz häufiger Stielwarzen entwickeln als Menschen ohne diese Erkrankung. Der genaue Zusammenhang ist noch nicht vollständig geklärt, doch man vermutet, dass ein erhöhter Insulinspiegel das Wachstum von Hautzellen stimuliert und so zur Bildung von Stielwarzen beiträgt.

Insulin, das Hormon, das für die Regulierung des Blutzuckerspiegels bekannt ist, spielt nämlich auch eine wichtige Rolle beim Zellwachstum. Es wirkt wie ein Schlüssel, der die Türen der Zellen öffnet, damit Glukose, der Hauptenergieträger des Körpers, aufgenommen werden kann. Doch Insulin tut noch mehr: Es aktiviert Signalwege in den Zellen, die das Wachstum und die Teilung direkt fördern. Normalerweise ist dieser Prozess nützlich und notwendig für die Reparatur und Erneuerung von Gewebe. Bei einer Insulinresistenz jedoch, wenn die Zellen weniger empfindlich auf Insulin reagieren, kann dieser Prozess aus dem Gleichgewicht geraten. Die Zellen erhalten weiterhin Wachstumssignale, obwohl sie bereits ausreichend mit Glukose versorgt sind. Dies kann zu übermäßigem Zellwachstum führen und sogar das Risiko für bestimmte Krebsarten erhöhen.

Warnsignal Stielwarze – handeln statt warten

Das Auftreten von Stielwarzen kann ein äußeres, sichtbares Zeichen für diese Wachstumsstimulation sein. Wer neue Stielwarzen an sich bemerkt, sollte daher nicht nur zum Hautarzt gehen, um sie kosmetisch entfernen zu lassen, sondern vor allem zu einem Internisten oder Allgemeinmediziner. Der sollte dann einen Test auf eine Insulinresistenz veranlassen.

»Mediziner warnt: Stielwarzen können ein Warnsignal für Krebs sein!« Eine verkürzte Aussage, die mich vielleicht auf die Titelseite verschiedener Boulevardzeitungen bringt. Doch so überspitzt der Zusammenhang von an sich harmlosen Hautveränderungen und tödlichen Tumorerkrankungen zunächst klingt – für Präventivmediziner ist das Auftreten von Stielwarzen der absolut späteste Zeitpunkt, ins Handeln zu kommen. Warum sollten wir eigentlich auf das Auftreten bösartiger Tumore warten und diese dann frühzeitig zu behandeln versuchen, wenn wir das Risiko bereits durch den Vital-Code »Stielwarze« minimieren könnten? Eine frühzeitige Diagnose und Behandlung der Insulinresistenz trägt dazu bei, das Risiko für Typ-2-Diabetes und andere Folgeerkrankungen zu reduzieren – und dazu gehören auch bösartige Tumore.

Nicht jede Stielwarze bedeutet Insulinresistenz

Natürlich hat nicht jeder Mensch mit Stielwarzen automatisch eine Insulinresistenz. Stielwarzen treten auch bei Menschen ohne Stoffwechselprobleme auf. Aber der Vital-Code »Stielwarze« ist ein Warnsignal und sollte zum Anlass für weitere Untersuchungen genommen werden. Wenn bei den darauffolgenden Untersuchungen Störungen des Insulinstoffwechsels ausgeschlossen werden, steht jedem frei, die Warzen mit Würde zu tragen oder mit dem Laser entfernen zu lassen. Sie jedoch nur als primär kosmetisches Problem zu betrachten wäre eindeutig zu kurz gedacht.

Welche Untersuchungen sollte der Präventivmediziner also durchführen, um eine Insulinresistenz auszuschließen? Diese Frage ist von zentraler Bedeutung, da sie den sinnvollen

Einsatz diagnostischer Verfahren in der Präventivmedizin beleuchtet.

Legen wir also los.

Details zur Diagnostik – Bedeutung des großen Blutbildes

Viele meiner Patienten wünschen sich von mir ein »großes Blutbild«. Sie gehen davon aus, dass »alles drin ist«, was man im Blut untersuchen kann. Allerdings gibt es mehrere Tausend verschiedene Blutuntersuchungen, und es ergibt überhaupt keinen Sinn, alles zu testen – selbst wenn es finanzierbar wäre. Warum das so ist, hatten wir bereits besprochen: Ohne eine ausreichend hohe Vortestwahrscheinlichkeit sollten wir keine Diagnostik starten.

Aber noch einmal kurz zum Begriff »großes Blutbild«: Diese Laboruntersuchung hat überhaupt nichts mit »Tausenden Blutuntersuchungen« zu tun, sondern ist lediglich ein anderer Begriff für ein *Differentialblutbild* – eine Untersuchung, die detaillierte Informationen über die verschiedenen Zelltypen im Blut liefert. Es baut auf dem *kleinen Blutbild* auf und beinhaltet zusätzlich eine differenzierte Analyse der weißen Blutkörperchen, also der Leukozyten. Nicht mehr und nicht weniger. Im großen Blutbild finden wir also zum Beispiel auch keine Aussagen über die Nierenwerte, das Cholesterin oder die Schilddrüse. Welche Untersuchungen sollten wir nun aber durchführen, um unserem Verdacht auf eine Insulinresistenz nachzugehen?

Zunächst werfen wir einen Blick auf Daten wie Lebensgewohnheiten, familiäre Vorbelastung, Übergewicht oder Bewegungsmangel. Dieser Blick erhöht die Vortestwahrscheinlichkeit für die folgenden Tests. Und wie wir wissen, brauchen wir eine hohe Vortestwahrscheinlichkeit, da alle Tests, die wir in der Präventivmedizin durchführen, Methoden sind, die wir uns aus der reparativen Medizin »borgen«.

Finden wir also neben den Stielwarzen weitere Hinweise auf ein erhöhtes Risiko für eine Störung im Insulinstoffwechsel, dann sollten wir eine Blutuntersuchung durchführen lassen. Je nachdem, wie hoch nun bereits die Vortestwahrscheinlichkeit ist, können wir aus einer Vielzahl von Tests wählen. Entweder führen wir ein einfaches und preiswertes Screening durch, oder wir greifen gleich auf speziellere, teurere Testverfahren zurück.

Der Triglycerid-Glucose-Index – ein einfacher Marker für Insulinresistenz

Die einfachste Untersuchung, um einen groben Überblick über das Risiko einer Insulinresistenz zu bekommen, ist die Bestimmung des TyG-Index. Noch nie gehört? Macht nichts, Sie sind in guter Gesellschaft. Der *Triglycerid-Glucose-Index* ist ein wenig bekannter, aber einfacher und preiswerter Marker für Insulinresistenz. Wir benötigen dafür lediglich die Nüchternwerte von Triglyceriden und Blutzucker. Selbst bei einer privaten Abrechnung beim Arzt würden kaum 20 Euro fällig werden. Und dennoch bietet der TyG-Index einen schnellen Überblick über das persönliche Risiko einer Insulinresistenz.

Warum haben Sie also wahrscheinlich noch nie etwas vom TyG-Index gehört, obwohl bei Ihnen vielleicht schon eine Blutfettanalyse und eine Blutzuckerbestimmung durchgeführt wurden? Das liegt daran, dass der TyG-Index nicht automatisch aus diesen beiden Werten berechnet wird. In der Regel betrachten wir Ärzte nur die einzelnen Werte und freuen uns, wenn sie normal sind. Das Geheimnis liegt im Verhältnis der Werte zueinander – selbst wenn jeder für sich im Normbereich liegt. Es geht also nicht um den einzelnen Wert, sondern um die Beziehung zwischen den beiden. Beziehungsstatus: *It's complicated.*

Das Verhältnis von Blutzucker und Triglyceriden

Wie zwei ungleiche Partner in einem Tanz, deren Schritte mal harmonisch, mal chaotisch wirken, offenbaren uns diese beiden Werte im Zusammenspiel ein Bild unseres Stoffwechsels. Stellen Sie sich vor: Zwei Tänzer betreten die Bühne. Der eine, der Blutzucker, ist energiegeladen und sprunghaft, während der andere, die Triglyceride, eher schwerfällig und träge erscheint. Im Idealfall bewegen sie sich im Einklang, ergänzen sich und schaffen eine perfekte Choreografie. Doch manchmal gerät der Tanz aus dem Takt. Der Blutzucker wird zu ungestüm, die Triglyceride zu dominant. Das Gleichgewicht ist gestört, die Harmonie schwindet.

Genau dieses Ungleichgewicht spiegelt unser TyG-Index wider. Er offenbart das auf den ersten Blick unsichtbare Verhältnis zwischen Blutzucker und Triglyceriden und gibt damit Aufschluss über die Fähigkeit des Körpers, Insulin effektiv zu nutzen. Ein erhöhter TyG-Index deutet darauf hin, dass der Tanz aus dem Takt geraten ist – dass die Insulinresistenz die Kontrolle zu übernehmen droht.

Die Berechnung des Index-Wertes erfolgt mithilfe einer Formel, die den natürlichen Logarithmus des Produkts von Triglyceriden und Blutzucker geteilt durch zwei verwendet. Keine Sorge, Sie müssen jetzt nicht das alte Mathebuch aus der Schulzeit vom Dachboden herauskramen. Glücklicherweise gibt es im Internet einige Webseiten, auf denen Sie den TyG-Index einfach berechnen können, indem Sie die Werte für Triglyceride und Blutzucker in ein Formularfeld eingeben. Googeln Sie einfach nach »TyG-Index«. Viele dieser Webseiten berechnen sogar Ihr persönliches Risiko für das Vorliegen einer Insulinresistenz und geben darüber hinaus – quasi als Bonuswert – noch eine Einschätzung Ihres Risikos für eine Fettleber ab. Alles ausgedrückt als Wahrscheinlichkeiten, berechnet aus der Beziehung von Triglyceriden und Blutzucker.

Trotz seiner Einfachheit und Aussagekraft ist der TyG-Index vielen Ärzten noch unbekannt, da er ein relativ neuer Parameter ist und noch nicht in allen Leitlinien und Fortbildungen etabliert wurde. Und leider gibt es auch noch keine klaren Grenzwerte für die Ergebnisse des Tests, weshalb man die Resultate immer im Rahmen des Gesamtbildes der Diagnostik betrachten muss.

Grenzwerte des TyG-Index

Idealerweise sollte man ja sowieso immer so vorgehen. In aktuellen Studien finden sich jedoch bereits Wertebereiche, die uns eine erste Einschätzung der Ergebnisse ermöglichen. So sprechen Index-Werte von unter 4,5 gegen das Vorliegen einer Insulinresistenz, während Werte oberhalb von 8,5 auf ein erhöhtes Risiko hinweisen. Dazwischen gibt es einen Graubereich. Werte von mehr als 8,5 deuten auch auf eine Verfettung der Leber hin – kein Kavaliersdelikt, sondern ein absolutes Warnsignal.

Die Bestimmung des TyG-Index wäre also ein guter Ausgangspunkt für eine präventivmedizinische Betrachtung der Situation, insbesondere wenn uns Stielwarzen als Vital-Code des Körpers aufgefallen sind. So könnten wir unserem Ziel einer verlängerten Healthspan oder Longevity näher kommen, indem wir eines der größten Altersrisiken, die Insulinresistenz, rechtzeitig erkennen – idealerweise bevor unser Körper Schaden nimmt. Gezielte Interventionen – von Lifestyle-Änderungen bis hin zu einer präemtiven Therapie – könnten dieses Risiko vermindern.

Präventivmediziner haben natürlich noch weitere Asse im Ärmel, um einer drohenden Insulinresistenz auf die Spur zu kommen. Neben dem TyG-Index gibt es eine Reihe weiterer Methoden, die die komplexen Stoffwechselprozesse entschlüsseln können. So kann der Langzeitzuckerwert HbA1c beispielsweise Aufschluss über die Blutzuckerkontrolle der letzten Wochen geben, während der HOMA-Index das Zusammenspiel von Insulin und Blutzucker genauer beleuchtet. Auch das Hormon *Adiponectin*, ein wichtiger Wert unseres Energiestoffwechsels, kann wertvolle Hinweise liefern. Für eine noch tiefere Analyse stehen der orale Glukosetoleranztest (oGTT) und der Insulin-Suppressionstest zur Verfügung, die die Reaktion des Körpers auf Zucker und Insulin genauestens untersuchen.

Den Vital-Code erkennen und verstehen

Aber hier soll es nicht um eine Anleitung zur präventivmedizinischen Diagnostik gehen, sondern um die allgemeine Vorgehensweise. Unser Körper spricht seine eigene Sprache, einen Vital-Code, der uns Hinweise auf mögliche Risiken und gesundheitliche Veränderungen gibt. Die Kunst der Präventivmedizin besteht darin, diese Signale zu entschlüsseln und ihre Bedeutung für unser Leben richtig einzuordnen. Dabei geht es nicht um ein starres Schema von Untersuchungen, sondern um ein dynamisches Zusammenspiel aus Beobachtung, Analyse und Handlung.

Zunächst gilt es, den Vital-Code wahrzunehmen und zu deuten. Der Präventivmediziner erkennt gemeinsam mit Ihnen diese Warnsignale und kann eine erste Einschätzung der Situation vornehmen. Basierend auf dieser Analyse der individuellen Risikosituation können gezielte Untersuchungen folgen, die dazu dienen, ein klareres Bild der Gesundheitslage zu zeichnen und mögliche Risiken genauer zu bestimmen. Am Ende dieses diagnostischen Prozesses steht ein gemeinsamer Plan, der auf den individuellen Bedürfnissen und Risiken basiert. Manchmal sind die Ergebnisse unbedenklich, und es reicht aus, den Lebensstil genauer zu betrachten. In anderen Fällen könnte bereits eine präemptive Therapie nötig sein.

Präventivmedizin ist somit ein interaktiver Prozess, bei dem Arzt und Patient gemeinsam daran arbeiten, den Vital-Code des Körpers zu entschlüsseln und die Weichen zu stellen. Wie wichtig das ist, zeigt das nächste Beispiel. Denn neben der Insulinresistenz gibt es kaum etwas, das für unsere Healthspan so gefährlich ist wie dieser lautlose Feind, der sich unbemerkt in unserem Körper einnisten kann.

Gut zu wissen: Stielwarzen als Vital-Code für Insulinresistenz

Fakten

- Stielwarzen sind mehr als ein kosmetisches Problem
- Sie können auf eine Insulinresistenz hindeuten
- Insulinresistenz erhöht das Risiko für Typ-2-Diabetes und Krebs
- Frühzeitige Erkennung ermöglicht präventive Maßnahmen

Bis hierhin

- TyG-Index: einfacher und kostengünstiger Marker für Insulinresistenz
- Weitere Tests: HbA1c, HOMA-Index, Adiponectin, oGTT, Insulin-Suppressionstest

Wie geht es weiter?

- Vital-Code erkennen
- Risikosituation einschätzen
- Gezielte Untersuchungen durchführen
- Individuellen Behandlungsplan erstellen

Vital-Code

Stielwarzen am Hals, Nacken oder in der Schulterregion

8
Entzündungen
Der stille Feind

Die Bedeutung stiller Entzündungen

Stellen Sie sich vor, Sie wachen eines Morgens auf und entdecken eine winzige Verfärbung an einem Ihrer Nägel. Ein kleines Detail, kaum zu sehen, leicht zu ignorieren oder mit Nagellack zu kaschieren. Und sind da nicht auch neue Längsrillen, die vor einiger Zeit noch nicht auf den Nägeln waren? Sind das nur Pflegefehler? Sollten Sie Ihre Hände inklusive der Nägel einfach häufiger eincremen? Oder könnten diese Nagelveränderungen ein Vital-Code unseres Körpers sein, vergleichbar mit den Fibromen bei einer Insulinresistenz? Denn so wie die Stielwarzen im Nacken ein frühes Warnsignal für Insulinresistenz sein können, so könnten auch scheinbar unbedeutende Veränderungen an unseren Nägeln ein erstes Anzeichen für ein größeres Problem sein.

Es ist in der Tat so, dass in unserem Körper ein unsichtbares Feuer lodern kann. Es gibt zwar keine Flammen und keinen Rauch, doch dieses Feuer frisst sich langsam durch unser Inneres, zerstört Zellen, Gewebe und Organe. Es ist wie ein stiller Brand, der sich über Jahre hinweg unbemerkt ausbreitet und eine Spur zellulärer Verwüstung hinterlässt.

Auch wenn das Bild eines Feuers im Körper vielleicht etwas drastisch klingt, beschreibt dieser Vergleich die Situation doch recht gut. Mit diesem »Feuer« meine ich Entzündungsprozesse, allerdings nicht solche, die mit klassischen Symptomen wie

Rötungen, Schwellungen und Überwärmungen einhergehen. Die Entzündungsprozesse, von denen ich spreche, spielen sich eher im Hintergrund ab, still und leise. Und deshalb nennt man sie auch *Silent Inflammation* – also stille Entzündung. Neben der Insulinresistenz ist sie das nächste große Problem, das unsere Healthspan massiv bedroht.

Silent Inflammation – die unsichtbare Gefahr

Entzündungen in unserem Körper sind ein zweischneidiges Schwert. Sie können sowohl positive als auch negative Auswirkungen haben, ähnlich der hellen und dunklen Seiten der Macht in der *Star-Wars*-Saga. Sie kann für Heilung, Gerechtigkeit und das Wohl der Gemeinschaft eingesetzt werden, aber auch für Zerstörung und Kontrolle.

»Jedi«-hafte Entzündungen ermöglichen es uns, uns gegen Angreifer aus der Umwelt zu wehren, wie zum Beispiel Viren, Bakterien oder Pilze. Andererseits können diese Entzündungen, wenn sie nicht gut reguliert sind, zur dunklen Seite der Macht werden, außer Kontrolle geraten und unseren eigenen Körper, seine Gewebe und Organe angreifen. Ein Zuviel an Entzündungen ist nicht gut, ein Zuwenig jedoch auch nicht. Beides kann zu akuten oder chronischen Erkrankungen führen. Eine bloße Unterdrückung von Entzündungsreaktionen wäre nicht zielführend, da wir damit auch ihre positiven Funktionen beeinträchtigen würden. Es geht also darum, Entzündungen in einem ausgewogenen Bereich zu halten, der weder zu hoch noch zu niedrig ist.

Die Folgen von stillen Entzündungen können verheerend sein. Sie sind die heimlichen Drahtzieher hinter vielen chronischen Erkrankungen, die unsere Gesellschaft plagen und uns früher ins Grab bringen. Dazu zählen Diabetes, Krebs, Herzinfarkt, Schlaganfall, Demenz, psychische Krankheiten, die chronisch-obstruktive Lungenerkrankung (COPD), Allergien, Arteriosklerose, nicht-alkoholische Fettleber, chronische Schmerzen und vorschnelle Alterung und Degeneration. Alle können ihre Wurzeln in der Silent Inflammation haben. Und für uns als Longevity-Biohacker besonders interessant: Einige Forscher sprechen seit Kurzem vom sogenannten *Inflammaging*, einem Ausdruck dafür, dass Entzündungs- und Alterungsprozesse miteinander Hand in Hand gehen. Schocker!

In den 1990er-Jahren begannen Wissenschaftler, dieses Phänomen der unterschwelligen chronischen Entzündungen zu untersuchen. Diese unterscheiden sich von den bekannten akuten Entzündungen, da sie keine sichtbaren Symptome wie Rötung oder Schmerzen verursachen. Dennoch hinterlassen sie eine Spur der zellulären Verwüstung im Körper und werden zunehmend als ein Schlüsselfaktor für die Entstehung chronischer Krankheiten erkannt.

Dr. Paul Ridker und die Entdeckung stiller Entzündungen

Ein Pionier auf diesem Gebiet war Dr. Paul Ridker, ein Kardiologe am Brigham and Women's Hospital in Boston. Wahrscheinlich hätten Sie jetzt eher einen Infektiologen oder einen Rheumatologen erwartet, wenn es um die Erforschung von Entzündungsprozessen im Körper geht, und nicht unbedingt einen Facharzt für Herzerkrankungen. Und Sie haben recht. Bis in die 90er-Jahre des letzten Jahrhunderts gingen wir Ärzte davon aus, dass zum Beispiel die koronare Herzerkrankung – also die »Gefäßverkalkung« der Kranzarterien mit ihren Cholesterineinlagerungen in der Gefäßwand – zu Herzinfarkten führt. Infektionen oder Entzündungen spielten bei den Vorstellungen über die Entstehung von Herzinfarkten keine wesentliche Rolle.

Aber Dr. Ridker ging einen anderen Weg. Er war davon überzeugt, dass Herzerkrankungen nicht ausschließlich durch Fettablagerungen oder mechanische Probleme der Herzklappen entstehen, sondern zumindest teilweise durch Entzündungsprozesse im Körper, insbesondere in den Blutgefäßen, ausgelöst werden. Ridker untersuchte den Zusammenhang zwischen Entzündungsmarkern und Herz-Kreislauf-Erkrankungen. In einer Studie aus dem Jahr 2000 zeigte er, dass erhöhte Werte des C-reaktiven Proteins (CRP), einem Indikator für Entzündungen, das Risiko für Herzinfarkte und Schlaganfälle erhöhten, selbst bei Personen ohne andere offensichtliche Risikofaktoren wie erhöhte Cholesterinwerte oder Bluthochdruck. Diese Erkenntnis war ein Wendepunkt in der kardiovaskulären Medizin und lenkte zumindest teilweise die Aufmerksamkeit auf die stille Entzündung als potenziellen Auslöser von Herz-Kreislauf-Erkrankungen.

Der CRP-Wert und seine Rolle in der Diagnostik

Werfen wir kurz einen Blick auf den Labortest, das Kernstück der Untersuchungen von Dr. Ridker: den CRP-Wert. Das C-reaktive Protein, also CRP, ist ein Eiweiß, das in der Leber produziert wird und zu den sogenannten *Akute-Phase-Proteinen* zählt. Diese Eiweiße werden als Reaktion auf Entzündungen, Verletzungen oder Infektionen vermehrt gebildet. CRP ist ein wichtiger Entzündungsmarker, der uns Ärzten wertvolle Hinweise auf das Vorhandensein und den Schweregrad einer Entzündung geben kann.

CRP – der Schlüssel zur Erkennung von Entzündungen

Die Bestimmung des CRP-Wertes ist denkbar einfach und erfolgt durch eine simple Blutuntersuchung. Eine kleine Menge Blut wird entnommen und im Labor oder sogar bereits in der Arztpraxis analysiert – in weniger als fünf Minuten liegt bereits das Ergebnis vor. Der CRP-Wert wird üblicherweise in Milligramm pro Liter (mg/l) angegeben. Ein normaler CRP-Wert liegt in der Regel unter 4 mg/l. Erhöhte Werte können auf eine Entzündung hindeuten, wobei die Höhe des Wertes den Schweregrad der Entzündungsreaktion widerspiegelt. Bei akuten Entzündungen, wie beispielsweise einer bakteriellen Infektion, kann der CRP-Wert stark ansteigen und dient Ärzten als wichtiger Hinweis auf eine Infektion. Er hilft uns bei der Diagnose und später auch bei der Verlaufskontrolle nach eventuellen Therapien.

Doch der CRP-Wert kann noch mehr. Er ist entscheidend für die Erkennung der Silent Inflammation – also genau der Prozesse, die Flecken und Rillen auf unseren Nägeln produzieren, und möglicherweise auch zum Herzinfarkt führen können, wie Dr. Ridker in seinen Studien nachgewiesen hat.

Im Gegensatz zu akuten Entzündungen ist der CRP-Wert bei Silent Inflammation meist nur leicht oder mäßig erhöht oder liegt sogar innerhalb des Normbereichs – also unter 4 mg/l. Wir Ärzte bestimmen häufig das sogenannte hochsensitive CRP (hs-CRP), um noch geringere Konzentrationen des C-reaktiven Proteins im Blut nachweisen zu können. Während der herkömmliche CRP-Test wie gesagt hauptsächlich zur Erkennung akuter Entzündungen eingesetzt wird, dient das hs-CRP vor allem zur Risikobewertung von Herz-Kreislauf-Erkrankungen im Zusammenhang mit Silent Inflammation. Bei der hochsensitiven Betrachtung des CRP-Wertes gelten Werte unter 1 mg/l als niedriges Risiko, zwischen 1 und 3 mg/l als mittleres Risiko und über 3 mg/l als hohes Risiko für Herz-Kreislauf-Erkrankungen.

Die Entdeckungen der stillen Entzündungen – eine medizinische Revolution

Aber zurück in die 1990er-Jahre und zu den Studien von Dr. Ridker. Neben seiner kardiologischen Arbeitsgruppe entdeckten auch andere Forscher in unterschiedlichen medizinischen Bereichen Ähnliches. Neurologen fanden Hinweise auf chronische Entzündungen im Gehirngewebe von Alzheimer-Patienten und vermuteten einen Zusammenhang zwischen stiller Entzündung und neurodegenerativen Erkrankungen. Endokrinologen beobachteten erhöhte Entzündungsmarker bei Diabetes-Patienten und stellten eine Verbindung zur Insulinresistenz her, dem bereits bekannten Schlüsselfaktor bei der Entstehung von Diabetes. Onkologen vermuteten ebenfalls stille Entzündungsprozesse bei der Entstehung verschiedener Krebserkrankungen.

Diese Erkenntnisse kamen einer Revolution in der Medizin gleich. Die stille Entzündung wurde nicht länger als bloßes Begleitsymptom anderer Erkrankungen betrachtet, sondern als ein eigenständiger treibender Faktor bei der Entstehung vieler chronischer Krankheiten. Sie war nicht mehr nur eine Folge, sondern der eigentliche Auslöser der Krankheiten!

Das Ende der 1990er-Jahre markierte den Beginn einer intensiven Forschungstätigkeit zur Silent Inflammation. Wissenschaftler begannen, die Mechanismen dieser stillen Entzündung nach und nach zu entschlüsseln und ihre Auswirkungen auf die Gesundheit besser zu verstehen. In der wissenschaftlichen Datenbank PubMed wurden im Jahr 1993 weltweit gerade einmal drei wissenschaftliche Untersuchungen zu diesem Thema veröffentlicht. 2021 waren es bereits sagenhafte 143 – innerhalb eines Jahres! Die Entdeckung der stillen Entzündung war ein Gamechanger.

Die Wissenschaftler untersuchten natürlich auch die Rolle von Ernährung, Bewegungsmangel und Stress bei der Entstehung und Aufrechterhaltung der stillen Entzündung. Dabei rückte ein bestimmter Aspekt zunehmend in den Fokus der Forschung: der Zusammenhang zwischen Silent Inflammation und unserem modernen westlichen Lebensstil. Wir haben vieles im Leben selbst in der Hand. Unsere Ernährung kann Entzündungen im Körper sowohl fördern als auch hemmen – je nachdem, zu welchen Lebensmitteln wir greifen. Das liegt daran, dass bestimmte Hormone und Nährstoffe in unserem Essen direkt unser angeborenes Immunsystem beeinflussen – den ältesten Teil unseres Abwehrsystems, der seit Jahrmillionen existiert und als erste Verteidigungslinie gegen Entzündungen dient. Kurz gesagt: Was wir essen, hat einen großen Einfluss darauf, wie stark unser Körper auf Entzündungen reagiert.

Der Gentranskriptionsfaktor NF-kB – ein Schalter für Entzündungen

Wir werden nun ein wenig wissenschaftlich und füttern unser Gehirn mit ein paar physiologischen Zusammenhängen, um die Prinzipien besser zu verstehen.

Der zentrale Knotenpunkt des angeborenen Immunsystems ist der Gentranskriptionsfaktor NF-kB *(nuclear factor kappaB)*. Er wirkt wie ein Schalter und aktiviert die Produktion entzündungsfördernder Botenstoffe, die die anfänglichen Entzündungssignale an benachbarte Zellen in einer Kettenreaktion verstärken. Es gibt verschiedene Faktoren in unserer Ernährung, die den NF-kB aktivieren können. Dazu zählt oxidativer Stress, eine Art Zellschädigung, die zum Beispiel durch übermäßige Kalorienaufnahme – was typisch für unsere westliche Lebensweise ist – entstehen kann. Auch bestimmte Hormone, die aus Arachidonsäure gebildet werden – einer Fettsäure, die in tierischen Produkten vorkommt –, können Entzündungen fördern. Darüber hinaus können gesättigte Fettsäuren, die vor allem in fettigem Fleisch und Milchprodukten zu finden sind, sowie sogenannte fortgeschrittene glykosylierte Endprodukte (AGE), die beim starken Erhitzen von Lebensmitteln entstehen, die Entzündungsreaktion verstärken.

Der NF-kB und die Ernährung

Sie sehen schon, unsere Nahrung enthält viele entzündungsfördernde Bestandteile, und wir gehen gleich noch genauer darauf ein. Bis hierhin müssen wir uns nur merken, dass einige Lebensmittel Entzündungen in unserem Körper verstärken oder sogar auslösen können.

Entzündungen sind aber nicht einfach ein Feuer, das, einmal entzündet, von selbst erlischt, wie wir es aus der Natur kennen. Nein, Entzündungen in unserem Körper laufen in zwei Phasen ab: In Phase 1 wird die Entzündung gestartet, und in Phase 2 muss sie wieder aktiv aufgelöst werden. Diese Auflösung geschieht nicht automatisch, sondern wird von speziellen Hormonen gesteuert, die unser Körper aus Omega-3-Fettsäuren herstellt. Diese Fettsäuren finden wir vor allem in fettem Fisch und einigen pflanzlichen Ölen. Sie hemmen die Aktivierung von NF-kB.

Wenn diese beiden Phasen – Entzündungsstart und Entzündungsende – im Gleichgewicht sind, bleibt unser Körper gesund. Gerät das Gleichgewicht jedoch aus der Balance – etwa weil zu viele Entzündungen entstehen oder die Auflösung nicht richtig funktioniert –, kann das zu einer schleichenden chronischen Entzündung führen, der Ihnen bekannten Silent Inflammation.

Wir alle wissen, dass unsere moderne Lebensweise von industriell verarbeiteten Lebensmitteln geprägt ist, die große Mengen an den oben genannten Entzündungsstartern enthalten, aber nur sehr wenige Entzündungsstopper. Besonders problematisch ist ein Übermaß an Zucker und ungesunden Fetten in unserer Ernährung. Wird das Ganze auch noch kombiniert mit einem Mangel an Bewegung und einem hohen Stresslevel, befinden wir uns auf direktem Weg in die Stoffwechselkatastrophe. Körperliche Aktivität beschleunigt Stoffwechselprozesse, vermehrt die Gewebedurchblutung und stärkt unser Immunsystem.

Und was passiert, wenn wir uns im Alltag nur wenig bewegen? Die Folgen sind Anhäufung von Fettgewebe – sichtbar als Speckröllchen oder unsichtbar in und neben unseren inneren Organen. Das Fettgewebe produziert seinerseits Entzündungsmoleküle und fördert somit die Silent Inflammation. Denn Fettgewebe, insbesondere das viszerale Fett, das sich um die inneren Organe ansammelt, ist keineswegs nur ein passiver Energiespeicher. Es ist ein aktives Organ, das Hormone und Botenstoffe produziert, die tief in den Stoffwechsel eingreifen und Entzündungsprozesse auslösen und aufrechterhalten. Bei übergewichtigen und adipösen Menschen kommt es zum Beispiel zu einer vermehrten Produktion von entzündungsfördernden Zytokinen wie TNF-alpha und Interleukin-6, die die Silent Inflammation begünstigen.

Und um das Drama komplett zu machen: Diese Entzündung kann wiederum zu der Ihnen bekannten Insulinresistenz führen, die den Fettabbau behindert und ihrerseits zu Übergewicht beiträgt. Ein Teufelskreis aus Entzündung und Insulinresistenz beginnt, in dem sich beide am Laufen halten und gegenseitig verstärken.

Stress als Katalysator für Silent Inflammation

Was fehlt noch im Dreiklang der Entzündungsentstehung neben Ernährung und Bewegung? Stress! Chronischer Stress ist nämlich auch ein Risikofaktor – und wer von uns ist schon frei von Stress? Unsere Stressreaktion wird maßgeblich von der

Hypothalamus-Hypophysen-Nebennieren-Achse (HPA-Achse) gesteuert, einem komplexen, in sich verschachtelten System, das Hormone wie Cortisol freisetzt, um uns auf die Herausforderungen des Lebens vorzubereiten.

Kurzfristig ist die Aktivierung der HPA-Achse eine lebenswichtige Anpassungsreaktion, die uns hilft, mit Stresssituationen umzugehen. Doch was passiert, wenn der Stress chronisch wird und die HPA-Achse dauerhaft aktiviert bleibt? Hier beginnt die eigentliche Gefahr für unsere Gesundheit, denn ein anhaltend erhöhter Cortisolspiegel kann eine Silent Inflammation auslösen. Und das ist erstaunlich, denn Cortisol, bekannt als Stresshormon, wirkt normalerweise entzündungshemmend. Bei chronischem Stress jedoch kann eine Cortisolresistenz entstehen, bei der die Zellen weniger empfindlich auf Cortisol reagieren. Dadurch verliert Cortisol seine entzündungshemmende Wirkung und kann paradoxerweise seinerseits sogar Entzündungsreaktionen verstärken. Dies liegt daran, dass Cortisol auch die Produktion entzündungsfördernder Botenstoffe, sogenannter Zytokine, beeinflussen kann, und bei einer Cortisolresistenz kann genau diese Regulation gestört sein.

Meditation im Biohacking

Auch ich möchte natürlich meine persönliche Stressbelastung reduzieren. Jogging wirkt für mich wie eine Meditation. Aber ich dachte mir: Warum versuche ich nicht das Original und beginne mit dem Meditieren? Neurowissenschaftliche Untersuchungen haben gezeigt, dass Meditation unserem Immunsystem helfen kann – unter anderem indem sie auf molekularer Ebene Entzündungen stoppt. Also rauf auf das Biohacking-Meditationskissen.

Ich wurde jedoch relativ schnell enttäuscht, denn Meditation ist gar nicht so einfach, wie ich es mir in meinem Leichtsinn vorgestellt hatte. Voller unbewusster Inkompetenz saß ich also auf dem Kissen und wartete darauf, dass sich eine göttliche Ruhe einstellen würde. Doch in meinem Kopf ging es so richtig ab. Anstatt weniger Stress auf dem Meditationskissen zu empfinden, fühlte ich mich komplett gestresst. Tausend Stimmen waren in meiner Seele. Ich solle doch entspannter sitzen, warum atme ich so unregelmäßig, und warum schaffe ich es nicht, einfach mal für ein paar Minuten an nichts zu denken?

So konnte das nicht weitergehen. Ich wollte schließlich effiziente Stressbewältigung und keine lebenslange Reise in andere Sphären. Also recherchierte ich im Internet, wie man Meditation schnell erlernen könnte. Vielleicht gab es ja technische Hilfsmittel, die die gewünschten Reaktionen in meinem Körper herbeiführen konnten, die ich sonst nur durch jahrelange buddhistische Beschäftigung mit dem Thema erreichen würde.

Wenn Meditation schwerfällt – technische Hilfsmittel?

Und in der Tat lachte mich ein schwarzes Stirnband aus den Tiefen des Internets an. Es war voller Technik, konnte die Gehirnaktivität des Stirnbandträgers messen und übertrug die Daten dann an eine Smartphone-App. In dieser App wurden die Ergebnisse ausgewertet und dann in Klänge übersetzt, die per Bluetooth über einen Kopfhörer wieder an den Träger übermittelt wurden. Interessanterweise spiegeln die Klänge, die während der Meditation abgespielt werden, die Gehirnaktivität wider und unterstützen den Nutzer dabei, sich zu entspannen und die Konzentration zu halten. Man findet sich plötzlich in einer Klangwelt von Naturgeräuschen wieder, wie Regen oder Meeresrauschen. Aber es gibt auch leise Vogelstimmen. Diese

Vogelstimmen werden immer lauter, je tiefer man sich entspannt. Je ruhiger der Geist also ist, desto mehr Vögel befinden sich in der virtuellen Sound-Umgebung.

Ich musste das Teil einfach haben! Ich konnte den Tag kaum erwarten, an dem es endlich geliefert wurde, und setzte mich auf mein Meditationskissen. Das Stirnband war fest um meinen Kopf gespannt, die Kopfhörer steckten in meinen Ohren, und ich hörte Regengeräusche. Okay, das war ziemlich entspannend. Ich schloss also die Augen und konzentrierte mich auf meinen Atem. Und in der Tat war da plötzlich ein Vogel. Das Zwitschern erschreckte mich so sehr, dass ich sofort meine Augen aufriss und begeistert feststellte, dass die Technik funktionierte.

Also: Augen wieder zu und warten. Es dauerte eine Ewigkeit, bis sich erneut ein Vogel meldete. Aber anstatt diese Vogelstimme dankbar anzunehmen und nicht wertend zu beobachten, wie es in einer Meditation empfohlen wird, war ich wieder einmal so von der Technik begeistert, dass jeder Anflug einer meditativen Entspannung – sollte er denn da gewesen sein – sofort zunichtegemacht wurde. Ich spürte förmlich, wie sich mit jedem Vogel mein NF-kB aktivierte und entzündungsfördernde Zytokine in meinen Gefäßen breitmachten. Ich legte das Stirnband zur Seite und ging eine Runde joggen.

Aber nicht nur der Stress in uns, sondern auch externer Stress befeuert Entzündungsprozesse. Umweltfaktoren wie Luftverschmutzung, Pestizide und andere Schadstoffe tragen zu einer Silent Inflammation bei. Diese Schadstoffe können oxidativen Stress im Körper verursachen, der wiederum Entzündungsreaktionen auslöst – schlechte Nachrichten für uns Stadtbewohner. Deshalb sollte man auch lieber im Wald joggen als entlang der Hauptverkehrsstraße, wenn man sich etwas Gutes tun möchte.

Die Erkenntnisse über den Zusammenhang zwischen Silent Inflammation und unserem westlichen Lebensstil sind alarmierend. Unsere moderne, oft als komfortabel empfundene Lebensweise kann zu chronischen unterschwelligen Entzündungen führen, die unsere Gesundheit langfristig gefährden. Wie aber finden wir heraus, ob unser Körper von stillen Entzündungen betroffen ist? Ein paar Tropfen Blut könnten uns dabei helfen.

Gut zu wissen: Silent Inflammation – die stille Gefahr

Fakten

- Silent Inflammation ist eine unterschwellige, chronische Entzündung ohne sichtbare Symptome
- Sie gilt als Schlüsselfaktor für viele chronische Erkrankungen wie Herz-Kreislauf-Erkrankungen, Diabetes und Krebs
- C-reaktives Protein (CRP) ist ein wichtiger Marker für Silent Inflammation
- Ursachen:
    - Ungesunde Ernährung (zu viel Zucker, ungesunde Fette)
    - Bewegungsmangel
    - Chronischer Stress
    - Umweltfaktoren (z. B. Luftverschmutzung)

Bis hierhin

- Westlicher Lebensstil begünstigt die Entstehung von Silent Inflammation
- Entzündungsprozesse werden durch den Gentranskriptionsfaktor NF-kB gesteuert
- Stress aktiviert die HPA-Achse und kann zu einer Cortisolresistenz führen

Wie geht es weiter?

- Omega-3-Fettsäuren können Entzündungen hemmen

Vital-Code

- Nagelveränderungen wie Verfärbungen oder Längsrillen können ein frühes Warnsignal für Silent Inflammation sein

9
Blutbilder
Mehr als nur Zahlen

Das Rätsel der unspezifischen Beschwerden

Claudia kam mit einem unguten Gefühl im Bauch in meine Praxis. Seit Wochen fühlte sie sich müde und abgeschlagen, obwohl sie ihrer Aussage nach ausreichend schlief. Ihre Gelenke schmerzten, und selbst kleine Aufgaben des Alltags fielen ihr zunehmend schwer.

Ich war nicht ihre erste Anlaufstelle. Bevor Claudia in meine Sprechstunde kam, hatte sie bereits verschiedene Ärzte konsultiert, aber keiner konnte eine klare Diagnose stellen. »Vielleicht sind Sie einfach nur gestresst«, hatte ein Arzt gemeint. Ein anderer hatte ihr geraten, mehr Sport zu treiben. Doch nichts hatte bislang geholfen.

Ich muss sagen, so wie Claudia geht es vielen Patienten. Sie kommen mit unspezifischen Beschwerden wie Müdigkeit, Schmerzen oder Verdauungsproblemen zu mir in die Praxis, und oft haben sie bereits eine Odyssee von Arztbesuchen hinter sich, ohne dass eine klare Diagnose gestellt werden konnte. Da bei Claudia bereits Krankheiten wie Blutarmut, Schilddrüsenfehlfunktionen oder Bluthochdruck ausgeschlossen waren, wollten wir zunächst nach versteckten Entzündungsprozessen suchen.

Die Silent Inflammation haben Sie in den letzten Kapiteln ja bereits kennengelernt. Auch wenn die Entzündungsprozesse durchaus »silent« – also still – ablaufen, können sie dennoch unspezifische Beschwerden wie Kraftlosigkeit und Müdigkeit auslösen. Und wir Ärzte verzweifeln häufig, wenn Patienten zu uns kommen und über ihre ständige Müdigkeit klagen. Wenn wir nichts Handfestes, wie zum Beispiel eine Blutarmut, finden können, bleibt die Ursache häufig im Verborgenen. Und das führt dann zu Ratschlägen wie »mehr Schlaf«, »gesünderes Essen« oder »weniger Stress«. Alles nett gemeint und sicherlich auch sinnvoll, aber diese Allgemeinplätze greifen halt häufig zu kurz.

Der NLR-Wert – ein wichtiger Indikator für Silent Inflammation

Bei Claudia wollten wir uns also zunächst mit unserem Verdacht auf stille Entzündungsprozesse befassen, und um unsere Vermutung zu bestätigen, planten wir verschiedene Blutanalysen. Bevor ich jedoch selbst zur Nadel griff, warfen wir einen Blick auf die von Claudia mitgebrachten Befunde. Und in der Tat fanden wir Werte, die auf eine Entzündung hindeuteten.

»Ich sehe nichts«, sagte Claudia, als ich ihr den Bogen mit ihren selbst ausgedruckten Werten rüberschob. Es handelte sich um ein Differentialblutbild, also um eine ausführliche Analyse der weißen Blutkörperchen. »Die Werte sind doch alle im Normbereich.«

Claudia hatte recht, die Werte waren alle innerhalb der Norm. Erinnern Sie sich an den TyG-Index? Das war der Score-Wert, den wir in den letzten Kapiteln bei der Betrachtung einer Insulinresistenz kennengelernt hatten. Für die Berechnung des TyG-Index benötigten wir zwei Werte aus einer Routineblutanalyse, nämlich die Triglyceride und den Blutzucker. Obwohl beide Werte innerhalb der Norm sein können, ist der TyG-Index trotzdem in der Lage, eine Insulinresistenz anzuzeigen – weil die einzelnen Werte miteinander in Relation gesetzt werden. Ihre Beziehung zueinander zeigt die Störung im Körper an – nicht die absoluten Einzelwerte.

Diagnose: Entzündungsprozesse im Verborgenen

Auch für die Silent Inflammation gibt es solche Beziehungswerte – verborgen im Routineblutbild von Claudia, und zwar wenn man die neutrophilen Granulozyten und die Lymphozyten in ihrer Relation betrachtet.

Die Neutrophilen-Lymphozyten-Ratio (NLR), die aus dem Verhältnis von neutrophilen Granulozyten zu Lymphozyten im Blut berechnet wird, hat sich in den letzten Jahren als wichtiger Indikator für systemische Entzündungen etabliert. Neutrophile und Lymphozyten sind zwei Haupttypen weißer Blutkörperchen, die eine zentrale Rolle im Immunsystem spielen. Neutrophile sind die erste Verteidigungslinie des Körpers bei akuten Infektionen und Entzündungen, während Lymphozyten für die langfristige Immunität und die spezifische Abwehr von Krankheitserregern verantwortlich sind.

Ein erhöhter NLR-Wert, der auf ein Überwiegen der Neutrophilen hindeutet, kann ein Anzeichen für eine chronische Entzündung sein, selbst wenn keine offensichtlichen Symptome vorliegen. Dieser subtile Hinweis kann uns wertvolle Informationen liefern, denn ein erhöhter NLR-Wert weist nicht nur auf eine stille Entzündung hin, sondern wird auch mit einem erhöhten Risiko für verschiedene Krankheiten wie Krebs, Herz-Kreislauf-Erkrankungen und chronischen entzündlichen Erkrankungen in Verbindung gebracht.

Ein erhöhter NLR-Wert ist also nicht nur ein wichtiger Indikator für eine mögliche stille Entzündung, sondern spielt auch eine entscheidende Rolle bei der Einschätzung des Krankheitsverlaufs und der Prognose von Herzerkrankungen. Patienten mit einem hohen NLR-Wert haben zum Beispiel bei einem Herzinfarkt ein höheres Risiko für Komplikationen und somit eine schlechtere Überlebensprognose.

Die Bestimmung der NLR ist insofern sehr interessant, da ihre Verwendung von anderen Laborwerten abweicht. Nehmen wir zum Beispiel die Transaminasen, also die »Leberwerte«. Wenn wir bei einem Patienten erhöhte Transaminasen im Labor feststellen, diagnostizieren wir eine Störung der Leberfunktion und suchen nach einer Lebererkrankung. Bei der Bestimmung der NLR geht es zunächst aber nicht um die Feststellung einer Krankheit, sondern um die Bewertung eines persönlichen Risikos. Wir messen bei der NLR also nicht das »Vorliegen eines Herzinfarktes«, werfen aber einen Blick auf das individuelle »Herz-Kreislauf-Risiko«. Sie ist ein Puzzleteil bei der Betrachtung eines großen Bildes.

Das normale Neutrophil-Lymphozyten-Verhältnis variiert von Mensch zu Mensch, liegt aber im Allgemeinen bei gesunden Erwachsenen zwischen 1 und 4, genau genommen zwischen 0,78 und 3,53. Und genau hier fanden wir bei Claudia schon Auffälligkeiten, die bei einem schnellen Blick auf den Ausdruck der Blutwerte verborgen blieben. Kein Einzelwert war rot markiert, die grafische Darstellung der Normwertbereiche zeigte, dass alles im grünen Bereich war. Aber weit gefehlt. Man musste nur die Zellen zueinander in Beziehung setzen, und schon wurde klar: In Claudias Körper tobte eine Entzündung.

Wenn die PLR-Werte erhöht sind

Neben dem NLR gibt es einen weiteren Entzündungsmarker, der in den letzten Jahren zunehmend an Bedeutung gewonnen hat und der genauso einfach zu bestimmen ist: das Verhältnis der Blutplättchen zu den Lymphozyten (PLR). Auch dieser Wert ließ sich leicht aus dem von Claudia mitgebrachten Laborausdruck berechnen und war ebenfalls verändert.

Erhöhte PLR-Werte können bei einer Vielzahl von Erkrankungen auf eine schlechtere Prognose hinweisen. Auch hier finden wir wieder Krebs, Herz-Kreislauf-Erkrankungen und fortgeschrittenen Diabetes. Warum? Wahrscheinlich, weil alle diese Erkrankungen zumindest indirekt mit Entzündungen in Zusammenhang stehen.

Übrigens nutze ich die NLR und die PLR auch bei meinen gesunden und beschwerdefreien Patienten: Auch in der Sportmedizin sind diese Werte sehr hilfreich, da sie uns dabei helfen können, Entzündungsreaktionen nach intensivem Training festzustellen und so Überlastungen und Verletzungen vorzubeugen. Gerade bei ambitionierten Hobbysportlern kommt Übertraining häufig vor, wird aber oft nicht als solches erkannt. Manche Sportler möchten es einfach nicht wahrhaben, da sie Übertraining als Schwäche fehlinterpretieren. Nein, keine Schwäche! Verletzungen und Entzündungen! Nicht gut!

Die Bestimmung der NLR- und PLR-Werte ist einfach und kostengünstig, da beide Werte nur auf einem gewöhnlichen Blutbild basieren. Privatzahler kostet das gerade mal 10 Euro – so viel wie eine Fahrt mit dem traditionellen Willenborg-Riesenrad auf dem Oktoberfest. Das macht zwar auch Spaß, kann aber im Gegensatz zu den NLR- und PLR-Werten unser Leben nicht retten.

Es ist absolut unverständlich, dass wir Ärzte oft nur auf die absoluten Zahlen der Blutwerte achten und die Werte nicht in Beziehung zueinander setzen. Manchmal scheint es, als würden wir den Wald vor lauter Bäumen nicht sehen.

Weitere wichtige Entzündungswerte im Blut

Nachdem uns Claudias Routinelabor also die ersten Hinweise auf Entzündungsprozesse geliefert hatte, wollten wir unseren Verdacht weiter bestätigen. Die Vortestwahrscheinlichkeit auf eine Silent Inflammation war nun hoch genug, um weitere Biomarker zu bestimmen.

Natürlich prüften wir das C-reaktive Protein, und zwar mit einem hochsensitiven Test, um auch geringe Entzündungen zu entlarven. Wir haben den hs-CRP-Wert bereits im letzten Kapitel kennengelernt, aber zur Erinnerung: Das hochsensitive C-reaktive Protein ist ein Bluttest, der selbst geringe Mengen des Entzündungseiweißes CRP im Blut nachweisen kann und nicht zur Infektionserkennung verwendet wird, sondern dazu dient, das Risiko für Herz-Kreislauf-Erkrankungen abzuschätzen und stille Entzündungsprozesse zu erkennen.

Neben dem hs-CRP bestimmten wir noch andere Marker, die auf die Glut in Claudias Körper hinweisen könnten. So zum Beispiel das Interleukin-6 (IL-6). Dieser Botenstoff des Immunsystems rückt zunehmend in den Mittelpunkt der medizinischen Forschung. Ursprünglich bekannt für seine Rolle bei normalen Entzündungen, zeigte sich in den letzten Jahren, dass IL-6 eine weitaus größere Bedeutung für unsere Gesundheit hat als bisher angenommen. Es koordiniert nämlich die angeborene und die erworbene Immunabwehr miteinander und spielt eine zentrale Rolle bei der Abstimmung der verschiedenen Teile unseres Immunsystems. Dabei treffen wir erneut auf bekannte Erkrankungen wie Diabetes und Krebs, bei denen IL-6 offenbar ebenfalls eine Rolle spielt. Ich weiß, ich wiederhole mich, aber: Silent-Inflammation-Alarm!

Der Tumornekrosefaktor-alpha (TNF-alpha), ebenfalls ein wichtiger Entzündungsmediator, könnte bei Claudia erhöht sein, ebenso die Werte von Fibrinogen, einem Gerinnungsfaktor, Ferritin, einem Eisenspeicherprotein, oder der Homocystein-Spiegel, einer Aminosäure, die mit einem erhöhten Risiko für Herz-Kreislauf-Erkrankungen in Verbindung gebracht wird. Alles potenzielle Indikatoren für chronische Entzündungsvorgänge, die wir testen wollten. Ebenso Leptin und Adiponektin, zwei Hormone, die von Fettzellen produziert werden. Während Leptin Entzündungen fördern kann, wirkt Adiponektin entzündungshemmend. Auch hier ist wieder die Beziehung der einzelnen Werte zueinander entscheidend. Es sind nicht die Einzelwerte allein, sondern ihre Wechselwirkung, die das Warnsignal für eine Silent Inflammation ist.

Das AA/EPA-Verhältnis

Aber wir sind noch nicht am Ende: Ein großartiger Weg, um stille Entzündungen zu erkennen, ist die Messung des Verhältnisses zweier Fettsäuren in unserem Blut: Arachidonsäure (AA) und Eicosapentaensäure (EPA). Erinnern Sie sich, dass bestimmte Fettsäuren für den Beginn einer Entzündung verantwortlich sind, andere hingegen für das Beenden von Entzündungsreaktion sorgen? AA ist eine Omega-6-Fettsäure, und Omega-6-Fettsäuren sind für den Start von Entzündungsreaktionen mitverantwortlich. AA fördert also Entzündungen, während EPA, eine Omega-3-Fettsäure, Entzündungen hemmt. EPA wirkt also wie ein Feuerwehrmann, der nicht nur das Feuer (die Entzündung) löscht, sondern auch verhindert, dass es überhaupt erst richtig ausbricht.

Und auch hier geht es wieder um die Beziehung der Einzelwerte zueinander: AA zu EPA. Das Verhältnis dieser beiden Fettsäuren im Blut zeigt, wie gut unser Körper mit Entzündungen umgehen kann. Ein hoher AA-Wert im Vergleich zu

EPA deutet auf ein erhöhtes Entzündungsrisiko hin. Das Tolle daran: Dieses Verhältnis ist sehr stabil und kann uns schon Jahre vor anderen Entzündungsmarkern warnen, dass etwas nicht stimmt. So können wir frühzeitig gegensteuern, bevor ernsthafte Probleme entstehen. Das Verhältnis AA/EPA ist mittlerweile der Goldstandard in der Diagnostik einer Silent Inflammation.

Ein ideales Verhältnis liegt zwischen 1,5 und 3. Das bedeutet, dass wir genügend EPA haben, um die entzündungsfördernde Wirkung von AA auszugleichen – wir haben also ausreichend Feuerwehrleute, die die »Brandstifter« im Zaum halten. Wichtig zu wissen ist jedoch, dass das AA/EPA-Verhältnis zwar ein fantastischer Marker für die Neigung zu Entzündungen ist, aber die Entzündung selbst nicht direkt anzeigt, wie es beispielsweise der hsCRP-Wert tut.

Interessanterweise gibt es große Unterschiede zwischen verschiedenen Bevölkerungsgruppen. Während der Durchschnitt in der japanischen Bevölkerung bei 1,5 liegt, ist er in der amerikanischen Bevölkerung mit 18 deutlich höher. Das könnte erklären, warum in westlichen Ländern chronische Erkrankungen häufiger auftreten. Ein sehr niedriger AA/EPA-Wert, also unter 1, kann zwar das Blutungsrisiko erhöhen, aber gleichzeitig auch das Risiko für Herz-Kreislauf-Erkrankungen deutlich senken – sogar effektiver als die Einnahme von cholesterinsenkenden Medikamenten. Solange das Verhältnis über 1,2 bleibt, besteht jedoch kein erhöhtes Blutungsrisiko.

Was ist aber unser Zielwert für ein optimales AA/EPA-Verhältnis? Ich denke, der Quotient sollte höchstens 2,5 betragen. Wie wir solch einen Wert erreichen können, werden wir später noch sehen.

Die Komplexität der Labordiagnostik

Die Labordiagnostik ist ein komplexes Feld, das sich ständig weiterentwickelt, und es gibt eine Vielzahl weiterer Werte, die wichtig für das Erkennen von Entzündungsprozessen sind. Neue Biomarker werden entdeckt und bestehende Methoden verfeinert. Aber nur durch eine Kombination verschiedener Laborwerte können wir letztendlich ein umfassendes Bild der Entzündungsaktivität im Körper erhalten und eine gezielte Therapie einleiten.

Es geht hier nicht darum, eine Anleitung für die Labordiagnostik bei einer Silent Inflammation zu geben. Nach welchen Werten gefahndet werden sollte, ist hochindividuell und muss immer gemeinsam mit dem Arzt festgelegt werden. Eine gedankenlose Bestimmung der Werte, quasi nach einem »Kochrezept«, ist nicht richtig – wie wir bereits in den vorherigen Kapiteln besprochen hatten. Zu groß ist die Gefahr von falsch positiven Werten, die uns auf falsche Fährten locken. Mir geht es hier vielmehr um den Zusammenhang zwischen Claudias Vital-Code und der Suche nach den Risiken, die ihre zukünftige Gesundheit bedrohen. Denn auch Claudia wünscht sich eine möglichst lange Healthspan und vielleicht sogar eine lange Lifespan. Und beides funktioniert in der Regel nur ohne chronische Entzündungen im Körper – ohne Inflammaging.

Langlebigkeit beginnt mit der Bekämpfung von Entzündungen. Kein Mensch wird leistungsfähig und gesund alt, wenn er entzündet ist. Das ist schlichtweg unmöglich. Wir sollten also einen Blick darauf werfen, wie wir die Silent Inflammation stoppen können und welche Rolle ausgerechnet Würmer in unserem Darm dabei spielen könnten.

Gut zu wissen: Silent Inflammation

Fakten

- Unspezifische Symptome wie Müdigkeit und Schmerzen können auf stille Entzündungen hinweisen
- Normale Blutwerte schließen Silent Inflammation nicht aus
- Verhältnisse zwischen Blutwerten sind oft aussagekräftiger als Einzelwerte
- Wichtige Verhältniswerte:
    - Neutrophilen-Lymphozyten-Ratio (NLR)
    - Blutplättchen-Lymphozyten-Ratio (PLR)
    - Arachidonsäure zu Eicosapentaensäure (AA:EPA)

Bis hierhin

- Kombination verschiedener Laborwerte gibt umfassendes Bild

Wie geht es weiter?

- Frühzeitige Erkennung ermöglicht rechtzeitiges Gegensteuern
- Bekämpfung von Entzündungen ist Grundlage für Langlebigkeit

Vital-Code

Verhältnisse der Blutwerte zueinander

10
Parasiten
Unerwartete Verbündete

Fadenwürmer und das Geheimnis hinter dem Molekül ES-62

Stellen Sie sich vor, ein winziger Parasit, der im Darm von Tieren lebt, könnte das Geheimnis für ein längeres und gesünderes Leben bergen. Ein bisschen ekelig, aber eine Studie aus dem Jahr 2020 legt genau das nahe.

In der Stadt Glasgow im Westen Schottlands, bekannt für ihre viktorianische und Jugendstil-Architektur, ihre lebendige Musikszene und ihre freundlichen Einwohner, beschäftigten sich Forscher mit einem kleinen Fadenwurm. Doch nicht nur der Wurm interessierte die Wissenschaftler, sondern vor allem ein Molekül mit dem kryptischen Namen ES-62, das der Parasit absondert. Dieses Molekül hat nämlich entzündungshemmende Eigenschaften, und die Forscher verabreichten nun genau diesen Stoff den Mäusen in ihrem Labor. Diese Mäuse führten in ihren Käfigen ein ausschweifendes Leben, das sicherlich selbst Ludwig XIV. neidisch gemacht hätte. Sie erhielten eine fettreiche und kalorienreiche Diät – genau diese Art von Kost, von der wir uns heutzutage im Alltag häufig ernähren –, eine Art Fast-Food-Diät für Nager, die bekannterweise den Alterungsprozess beschleunigt.

In den letzten 50 Jahren haben verbesserte Hygiene und eine moderne medizinische Versorgung zu einer deutlichen Verlängerung der menschlichen Lebenserwartung geführt. Leider ging diese längere Lebensspanne, wie Sie wissen, nicht unbedingt mit einer gleichwertigen Verbesserung unserer Gesundheit im Alter einher. Wir sagen leider häufiger »alt und krank« als »alt und gesund«, wenn wir Senioren beschreiben. Insbesondere die Zunahme von Typ-2-Diabetes, Fettleibigkeit und Herz-Kreislauf-Erkrankungen – alles altersbedingte Leiden, die durch die weitverbreitete westliche Ernährung mit hohem Kaloriengehalt beschleunigt werden – stellt unsere Gesellschaft vor große Herausforderungen. Und genau diesen Zustand wollten die Forscher 2020 in ihrem Mausexperiment simulieren.

Die Ergebnisse deuteten darauf hin, dass Parasitenbefall vor solchen altersbedingten Begleiterkrankungen schützen könnte. Dieser Schutz könnte ein zufälliger Nebeneffekt der Evolution der Parasiten sein. Je besser sich der Wurm vor eigenen Entzündungen schützte, desto fitter war er. Und was den Parasiten schützt, könnte vielleicht auch den Mäusen – und letztendlich auch uns Menschen – helfen. Es stellte sich also die Frage, ob diese Würmer möglicherweise eine Therapie gegen unseren modernen Lebensstil darstellen könnten. Denn der moderne westliche Lebensstil ist im Grunde genommen genau das: eine Krankheit, die einer Therapie bedarf.

Die Wissenschaftler verwendeten in ihrem Tierexperiment nun nicht die Würmer selbst, sondern lediglich das von ihnen produzierte Molekül ES-62, das entzündungshemmende Eigenschaften aufweist. Ziel war es, die Gesundheitsspanne – also die Zeit vor dem Auftreten altersbedingter Krankheiten – zu verlängern, indem die chronische Entzündung bekämpft wird, die zu Fehlregulationen im Stoffwechsel führt und somit den altersbedingten Erkrankungen zugrunde liegt.

Die Forscher analysierten insgesamt 120 Reaktionen im Stoffwechsel der Mäuse und in ihrem Immunsystem zu verschiedenen Zeitpunkten des Experiments. Erstaunlicherweise verbesserte ES-62 nicht nur verschiedene Entzündungswerte, sondern auch eine Vielzahl von Parametern, die mit dem Alterungsprozess, dem Stoffwechsel und dem Mikrobiom – der Gemeinschaft von Bakterien, Viren und Pilzen, die im Darm leben – in Zusammenhang stehen. Aber ES-62 konnte noch mehr, als nur Laborwerte zu verbessern: Es verlängerte bei einigen Mäusen erheblich die Lebensdauer.

Auch wenn wir jetzt sicher nicht Fadenwürmer in unserem Darm züchten sollten, zeigten die Ergebnisse der Studien doch deutlich, dass die Manipulation von Entzündungswegen eine Strategie zur Verbesserung der Gesundheitsspanne darstellt.

Halt, noch mal kurz zum Mitdenken: Bekämpfe ich Entzündungen, verlängere ich sowohl das Leben selbst als auch die gesunde Zeit im Leben. Und zwar nicht nur, indem ich entzündungsbedingte Krankheiten vermeide, sondern indem der Alterungsprozess – das Inflammaging – direkt gebremst wird. Perfekt!

Wenn die Basistherapie nicht funktioniert

Aber verlassen wir die experimentelle Welt der Mäuse, der Labore und der Grundlagenwissenschaft. Vergessen wir für einen Moment, welche Stoffe Fadenwürmer produzieren, und stellen uns die alltägliche Frage: Was kann ich selbst tun, wenn bei mir eine Silent Inflammation festgestellt wurde? Denn erstens sind wir keine Labormäuse, und zweitens möchte nicht jeder sofort zu einer präemptiven medikamentösen Therapie oder zu Würmern greifen.

Sobald eine Silent Inflammation festgestellt wird, sollten wir meiner Meinung nach sofort mit einer Basistherapie beginnen und die häufigsten Ursachen bekämpfen: den Überkonsum entzündungsfördernder Omega-6-Fettsäuren und Übergewicht.

Und wenn wir dann unseren Körperladen aufgeräumt haben und immer noch Entzündungsprozesse feststellbar sind, können wir mit einer gezielten medikamentösen Therapie weitermachen.

So viel sei allerdings vorab schon verraten: In manchen Fällen ergibt es auch Sinn, sofort mit einer präemptiven Medikation zu starten. Insbesondere dann, wenn das »Aufräumen unseres Ladens« – also die Veränderung unseres Lebensstils – nicht funktioniert. Es gibt Situationen, in denen die Lage einfach zu verfahren, das Kind sozusagen schon zu weit in den Brunnen gefallen ist, sodass man ohne ärztliche Hilfe nur schwer rauskommt.

Ein Beispiel dafür ist starkes Übergewicht. Häufig kommen Menschen von ihren Kilos einfach nicht mehr runter, ohne dass wir Ärzte medikamentös nachhelfen. Glücklicherweise stehen uns seit einigen Jahren einige wirklich fantastische Medikamente zur Verfügung. Wenn der Teufelskreis aus Entzündung, Insulinresistenz und Fettgewebsanlagerung außer Kontrolle geraten ist, müssten wir unser Leben so drastisch umstellen, um einen therapeutischen Erfolg zu verzeichnen, dass dies für viele Menschen – wenn nicht die meisten – ohne externe Hilfe einfach nicht machbar ist. Oder der Prozess würde so lange dauern, dass uns die Lebenszeit quasi davonläuft. Jeder einzelne Tag in der Stoffwechselkatastrophe schädigt unsere Zellen. Daher ist es wichtig, die Zeitspanne, in der wir »entzündet sind«, so kurz wie möglich zu halten. Wir brauchen also manchmal den Turbo der Medikamente, um uns zu retten.

Jetzt werfen wir aber erst einmal einen Blick auf die möglichen Interventionen, die wir eigenständig – also ohne ärztliche Hilfe – durchführen können. Die Interventionen betreffen unsere Art zu Leben.

Antiinflammatorische Ernährungsweise

Das Interessante ist, dass die meisten Interventionen, die gegen eine Silent Inflammation wirksam sind, gleichzeitig auch die Insulinresistenz bekämpfen. Wir schlagen sozusagen zwei Fliegen mit einer Klappe, wenn wir nur an einigen Stellschrauben in unserem Leben drehen. Was unsere Großeltern bereits wussten, wird heute von der Wissenschaft bestätigt: Eine gesunde Lebensweise ist der Schlüssel zu einem langen und beschwerdefreien Leben. Allerdings wussten unsere Großeltern nicht, dass die Verbindung zwischen gesunder Lebensweise und einem langen Leben zumindest teilweise auf der Bekämpfung stiller Entzündungen und Insulinresistenz beruht.

Eine der effektivsten Methoden, um Entzündungen durch Lebensstilveränderungen zu reduzieren, ist die Umstellung auf eine antiinflammatorische Ernährung. Denn in der Tat beeinflusst unsere Ernährung nicht nur über ihren Energiegehalt unser Körpergewicht, sie moduliert auch das Ablesen unserer Gene, neutralisiert freie Radikale, produziert entzündungshemmende Botenstoffe und verändert das Mikrobiom im Darm – vorausgesetzt, wir gehen es richtig an.

Bevor wir zu den praktischen Aspekten einer solchen entzündungshemmenden Ernährung kommen, werfen wir zunächst einen kurzen Blick auf die Makronährstoffe, die entweder entzündungsfördernd oder entzündungshemmend wirken.

Makronährstoffe: Omega-6 und Omega-3

Die bereits genannten Omega-6-Fettsäuren sind die Grundbausteine für eine Vielzahl entzündungsfördernder Botenstoffe und fungieren als der Startknopf für stille Entzündungen. Die molekulare Grundlage für diese Botenstoffe ist die Arachidonsäure.

Diese kommt zwar in unserer Nahrung vor, beispielsweise in größeren Mengen in Schweinefleisch; jedoch ist der überwiegende Teil, den wir über die Nahrung aufnehmen, Linolsäure – ebenfalls eine Omega-6-Fettsäure.

In unserem Körper existieren verschiedene Enzyme, die die Linolsäure in den »Startknopf« Arachidonsäure umwandeln. Diese Enzyme werden sowohl von Hormonen als auch von unserer Ernährung beeinflusst. Das Hormon Insulin, das nach einer kohlenhydratreichen Mahlzeit ausgeschüttet wird, aktiviert diese Enzyme, während das Hormon Glukagon, das nach einer proteinreichen Mahlzeit ausgeschüttet wird, ihre Aktivität hemmt.

Oje, schon wieder das Insulin. Sie kennen es ja bereits von der Insulinresistenz, und Sie wissen auch, dass Insulinresistenz und chronische Entzündungen häufig Hand in Hand gehen. Und hier treffen wir schon wieder auf diesen Zusammenhang: Wenn wir eine Mahlzeit mit vielen Kohlenhydraten zu uns nehmen, steigt nicht nur der Blutzuckerspiegel und damit das Insulin an (Achtung: Gefahr der Insulinresistenz), sondern auch die Umwandlung von Linolsäure in die schädliche Arachidonsäure wird verstärkt (Achtung: Gefahr der Silent Inflammation). Zuckerhaltige Lebensmittel schädigen uns also mindestens doppelt.

Die Menge an Insulin, die bei einer Mahlzeit freigesetzt wird, hängt wesentlich von der Art der Kohlenhydrate ab, die wir zu uns nehmen. Verarbeitete Kohlenhydrate, wie sie zum Beispiel in Weißbrot oder Nudeln vorkommen, werden schnell zu Glukose abgebaut. Je schneller die Glukose ins Blut gelangt, desto schneller wird Insulin freigesetzt, um den Blutzuckerspiegel zu senken. Natürliche Kohlenhydrate aus Obst oder Gemüse hingegen haben einen geringeren Einfluss auf den Blutzuckerspiegel, was zu einer geringeren Insulinausschüttung führt und die Enzyme, die Linolsäure in Arachidonsäure umwandeln, weniger aktiv macht.

Hier zeigt sich erneut, dass meine Oma recht hatte: Süßigkeiten sind ungesünder als Obst und Gemüse, und jetzt verstehen wir auch auf molekularer Ebene, was meine Oma meinte.

Es sind jedoch nicht nur die Kohlenhydrate und der Insulinspiegel, die die Umwandlung von Linolsäure in Arachidonsäure beeinflussen. Auf der anderen Seite stehen die Omega-3-Fettsäuren – wie EPA und DHA. Diese spielen eine wichtige Rolle, indem sie die für die Umwandlung notwendigen Enzyme hemmen – Entzündungsprozesse also verhindern. Das bedeutet, wenn man viele Omega-3-Fettsäuren durch die Nahrung aufnimmt, wird weniger entzündungsproduzierende Arachidonsäure gebildet. Der Startknopf für stille Entzündung wird also gar nicht erst gedrückt.

Schlecht sieht es allerdings aus, wenn der Anteil an Linolsäure groß und die Menge an Kohlenhydraten in der Ernährung ebenfalls hoch ist, während gleichzeitig nur wenig Omega-3-Fettsäuren aufgenommen werden. In diesem Fall wird nämlich immer mehr Arachidonsäure produziert, und die Entzündungsprozesse nehmen ihren Lauf, der Körper altert schneller und wird krank.

Zusammenfassend lässt sich festhalten: Wenn wir zu viele Kohlenhydrate essen, produziert unser Körper übermäßig Insulin. In Kombination mit einem hohen Anteil an Omega-6-Fettsäuren kann dies zu verstärkten Entzündungen führen. Omega-3-Fettsäuren wirken hingegen entzündungshemmend, da sie einerseits die bereits in Gang gekommenen Entzündungen stoppen, zum anderen aber auch den Start der entzündlichen Prozesse von Anfang an verhindern.

Ist ketogene Ernährung tatsächlich besser?

Sollten wir also am besten nur sehr wenige oder gar keine Kohlenhydrate essen, um die enzymatische Umwandlung von

Linolsäure in Arachidonsäure zu reduzieren? Genau diesen Ansatz verfolgt die sogenannte *ketogene Ernährung*, die vor allem durch eine drastische Reduktion von Kohlenhydraten auf gerade einmal 5 Prozent der täglichen Kalorienmenge gekennzeichnet ist. Der Körper lernt dabei, Fett statt Zucker zu verbrennen. Eigentlich wäre das eine perfekte Lösung für das Problem unseres »Startknopfes«. Und übrigens ist die Ketose – also der Stoffwechselzustand, in dem sich der Körper befindet, wenn man sich ketogen ernährt – der einzig wahre Zustand, in dem sich Hardcore-Biohacker gerne befinden. Der Zustand der Turbo-Energiebereitstellung für unser Gehirn.

Aber ich sehe das etwas anders. Die Natur ist, wie so oft, deutlich komplexer. Eine massive Reduktion von Kohlenhydraten führt nämlich zu einem Anstieg des Stresshormons *Cortisol* – und das wiederum erhöht unser Risiko für Diabetes, Bluthochdruck, Übergewicht und schwächt unser Immunsystem. Noch einmal: Eine Ernährung, die reich an verarbeiteten Kohlenhydraten ist, fördert chronische Entzündungsprozesse. Wenn ich die Kohlenhydrate jedoch stark reduziere, treten andere nachteilige Effekte auf.

Wir brauchen einen optimalen Bereich, der zwischen den beiden Extremen liegt – eine Zone, in der Insulin- und Blutzuckerspiegel stabil bleiben und das Verhältnis von Proteinen zu Kohlenhydraten stimmt. Und wir benötigen die optimalen Kohlenhydrate, also solche mit einer niedrigen glykämischen Last, die das Insulin nur gering und langsam ansteigen lassen. An erster Stelle steht hier das Gemüse: Brokkoli (ja, hier ist er wieder, ich hatte ihn schon recht lange nicht erwähnt), Tomaten oder dunkelgrüner Spinat. Die meisten Gemüsesorten lassen den Blutzuckerspiegel nur langsam ansteigen.

Bei den Früchten sieht es leider etwas anders aus. Viele Obstsorten haben nämlich eine hohe glykämische Last. So sollte man beispielsweise um Wassermelonen, überreife Bananen, Mangos und Weintrauben eher einen Bogen machen, wenn man Entzündungsprozesse verhindern möchte. Empfehlenswert sind hingegen Beeren wie Himbeeren und Blaubeeren, genauso wie Äpfel oder Birnen.

Um den Anstieg des Blutzuckers zu vermindern, empfiehlt sich auf jeden Fall eine großzügige Aufnahme von Ballaststoffen. Sie bremsen die Ausschüttung von Insulin und stoppen die Entzündungskaskade. Ich liebe in diesem Zusammenhang Hülsenfrüchte wie Linsen, Bohnen und Kichererbsen, aber auch Nüsse und Samen, wie Mandeln, Walnüsse oder Chiasamen. Wer nicht auf Brot, Nudeln oder Reis verzichten möchte, greift am besten zu den Vollkornvarianten. Auch hier steigt der Blutzucker langsamer an als bei den weißen Alternativen.

Mediterrane Ernährung als ideale Basis

Eine Ernährung, die stille Entzündungen bekämpft, setzt auf ein ausgewogenes Verhältnis von Proteinen und Kohlenhydraten mit niedriger glykämischer Last. Gleichzeitig sollte der Anteil an Omega-6-Fettsäuren und gesättigten Fetten reduziert werden. Stattdessen sollten gesunde, einfach ungesättigte Fettsäuren den Großteil der Fettzufuhr ausmachen.

Die ideale Zusammensetzung dieser Diät sieht ein leichtes Übergewicht an Kohlenhydraten gegenüber fettarmem Protein vor. Unter Berücksichtigung des Gesamtfettgehalts besteht die entzündungshemmende Diät aus etwa 40 Prozent Kohlenhydraten mit niedriger glykämischer Last, 30 Prozent fettarmem Protein und 30 Prozent Fett, das reich an einfach ungesättigten Fettsäuren und arm an Omega-6- und gesättigten Fettsäuren ist. Und welche Ernährungsform erfüllt diese wissenschaftlichen Kriterien besonders gut? Überraschung: Es ist die mediterrane Ernährungsweise – genau die Diät, die in vielen Frauenzeitschriften und Gesundheitsratgebern empfohlen wird. Klingt zwar nicht so hip wie eine ketogene Ernährung, ist aber langfristig sicher die bessere Wahl.

Die mediterrane Ernährung ist reich an pflanzlichen Lebensmitteln wie Obst, Gemüse, Vollkornprodukten, Hülsenfrüchten und Nüssen, die eine Fülle an Kohlenhydraten mit niedriger glykämischer Last liefern. Fisch, Geflügel und fettarme Milchprodukte sind wertvolle Proteinquellen, während rotes Fleisch und verarbeitete Fleischprodukte nur gelegentlich auf dem Speiseplan stehen. Olivenöl, das reich an einfach ungesättigten Fettsäuren ist, bildet die Basis dieser Küche und wird durch Nüsse, Samen und fetten Fisch ergänzt, um die Zufuhr gesunder Fette sicherzustellen.

Die Vorteile eines moderaten Fischkonsums

Vielleicht an dieser Stelle mal ein Wort zu Fisch: Aufgrund seines Omega-3-Fettsäuregehalts bietet Fisch in unserer Ernährung viele ernährungsphysiologische Vorteile. Aber Fische sind ein Abbild unserer Weltmeere und heutzutage leider mit Schwermetallen und fettlöslichen Toxinen belastet. So konnten Studien an der finnischen Bevölkerung zeigen, dass Triglyceride, Insulinresistenz und Entzündungsmarker zwar mit steigendem Omega-3-Spiegel im Blut sanken. Bei Fischern mit sehr hohem Fischkonsum stiegen jedoch Insulinresistenz und arterielle Steifigkeit mit zunehmender Schadstoffbelastung. Die Forscher schlossen daraus, dass die Toxinbelastung durch übermäßigen Fischkonsum die positiven Effekte der Omega-3-Fettsäuren zunichtemachen kann.

Daher empfiehlt sich ein moderater Fischkonsum, etwa ein bis zwei Portionen Seefisch pro Woche, ergänzt durch schadstofffreies Fischöl. So profitieren wir von den Vorteilen der Omega-3-Fettsäuren und minimieren gleichzeitig die negativen Auswirkungen der Toxine.

Zahlreiche klinische Studien haben gezeigt, dass eine entzündungshemmende Diät mit 40 Prozent der Kalorien aus Kohlenhydraten, 30 Prozent aus Protein und 30 Prozent aus Fett zu einer besseren Gewichtsabnahme, verbesserten Insulinwerten, erhöhtem Fettabbau, gesteigertem Sättigungsgefühl und vor allem zu einer Verringerung stiller Entzündungen führt. Allerdings müssen wir die prozentualen Zahlen nicht für jede Mahlzeit kompliziert ausrechnen. Wir können es uns einfach machen und mit der *Drittel-Teller-Regel* eine Alltags-Eselsbrücke bauen.

Die Drittel-Teller-Regel – einfach und effektiv

Stellen Sie sich vor, Ihr Teller ist in drei gleich große Abschnitte unterteilt. Ein Abschnitt sollte fettarmes Protein enthalten, etwa in der Größe und Dicke Ihrer Handfläche. Geeignete Proteinquellen wären Hühnchen, Fisch oder proteinreiche vegetarische Alternativen. Die anderen zwei Drittel des Tellers sollten mit farbenfrohen Kohlenhydraten gefüllt sein, vor allem nicht stärkehaltigem Gemüse (also keine Kartoffeln, Steckrüben oder Mais) und einer begrenzten Menge Obst. Dies hält die glykämische Last niedrig und liefert ausreichend Polyphenole. Als zusätzliches Fett eignet sich idealerweise ein Schuss natives Olivenöl (etwa 5 ml). Ein gutes, kalt gepresstes Olivenöl enthält zahlreiche Polyphenole, von denen einige, wie das Oleocanthal, sehr gute antiinflammatorische Wirkungen haben. Also, go for it!

Und wir müssen nicht einmal unsere Entzündungswerte nach der Mahlzeit messen: Der hormonelle Erfolg dieser ausgewogenen Ernährung zeigt sich im Alltag durch ein anhaltendes Sättigungsgefühl und geistige Klarheit für die nächsten fünf Stunden nach der Mahlzeit – ganz anders als das, was wir beispielsweise nach dem Verzehr einer großen Pizza haben.

Zyklische ketogene Ernährung – das Beste aus beiden Welten

An dieser Stelle noch einmal ein Wort zur ketogenen Ernährung. Ich kann das oben Gesagte nicht einfach so stehen lassen, ohne Gefahr zu laufen, für immer aus dem inneren Zirkel der Biohacking-Community ausgeschlossen zu werden. Auch ich liebe natürlich die Ketose, die bei einer ketogenen Ernährung eintritt. Wie gesagt, wenn wir wenige Kohlenhydrate zu uns nehmen, stellt unser Körper auf einen anderen »Treibstoff« um. Statt Zucker verbrennt er jetzt Fett, wobei sogenannte Ketonkörper entstehen – und dieser Zustand, die Ketose, ist wie eine Superkraft für unseren Körper! Zum einen wird unser Gehirn so richtig fit. Es kann besser arbeiten, und wir können uns leichter konzentrieren, wir haben mehr Energie, fühlen uns weniger müde, und unser Blutzucker bleibt stabil. Außerdem verbrennt unser Körper Fett schneller, was uns beim Abnehmen hilft. Aber vor allem werden Entzündungen im Körper reduziert – das primäre Ziel für Langlebigkeit.

Ich bin jedoch der Meinung, dass man seinen Körper nicht ständig in den Zustand der Ketose bringen sollte. Der Körper braucht auf Dauer eine ausgewogene Ernährung mit allen wichtigen Nährstoffen. Bei einer dauerhaften ketogenen Diät fehlen uns wichtige Kohlenhydrate, die unser Gehirn und unsere Muskeln für bestimmte Aufgaben benötigen. Wir verlieren dabei unsere metabolische Flexibilität, also die Fähigkeit, sowohl Fette als auch Kohlenhydrate zu verstoffwechseln. Daher befürworte ich eine zyklische ketogene Ernährung. Hierbei könnten sich Phasen mit wenigen Kohlenhydraten von fünf bis sechs Tagen mit ein- bis zweitägigen Phasen kohlenhydratreicher Kost abwechseln. So bekommen wir das Beste aus beiden Welten. Oder, und das liebe ich sehr, man macht drei- bis viermal im Jahr eine zweiwöchige Keto-Kur. Perfekt!

Nachdem wir nun die positiven Wirkungen verschiedener Fettsäuren kennengelernt haben und einen ersten Einblick in eine entzündungshemmende Ernährungsform gewinnen konnten, stellt sich natürlich die Frage, ob man nicht vielleicht diese günstigen Fettsäuren lieber als Nahrungsergänzung nehmen sollte. Das wäre natürlich die einfache Lösung, denn dann müssten wir uns im Alltag nicht um die richtigen Lebensmittel kümmern, sondern könnten einfach zur Pille greifen. Aber ist das wirklich so einfach?

Gut zu wissen: Ernährung gegen Alterung und Entzündungen

Fakten

- Chronische Entzündungen beschleunigen den Alterungsprozess

Bis hierhin

- Antiinflammatorische Ernährung kann helfen:
    - 40 Prozent Kohlenhydrate mit niedriger glykämischer Last
    - 30 Prozent fettarmes Protein
    - 30 Prozent gesunde Fette (reich an Omega-3, arm an Omega-6)

Wie geht es weiter?

- Mediterrane Ernährung als ideale Basis
- Drittel-Teller-Regel für einfache Umsetzung
- Moderater Fischkonsum (1–2 Portionen/Woche) empfohlen
- Zyklische ketogene Ernährung als Option
- Ausgewogene Ernährung statt übermäßiger Nahrungsergänzung

11
Omega-3
Wundermittel oder Mythos?

Die Herzgesundheit der Inuit und die Entdeckung der Omega-3-Fettsäuren

Begeben wir uns jetzt gedanklich in die eisigen Weiten Grönlands, wo die Inuit seit Jahrhunderten in einer der rauesten Gegenden der Erde leben, und spulen die Zeit zurück an den Anfang der 1970er-Jahre. Damals machten die dänischen Ärzte Hans Olaf Bang und Jørn Dyerberg eine ungewöhnliche Beobachtung: Die Inuit litten, verglichen mit den Menschen in westlichen Kulturen, erstaunlich selten an Herz-Kreislauf-Erkrankungen. Dies war besonders überraschend, da die traditionelle Ernährung sehr fettreich war. Wir erinnern uns: Damals herrschte schließlich die weitverbreitete Meinung, dass Fett der Hauptverursacher von Herzproblemen sei.

Bang und Dyerberg waren fasziniert und begannen, die Ernährung der Inuit genauer zu untersuchen. Dabei stellten sie fest, dass diese große Mengen an Omega-3-Fettsäuren, insbesondere Eicosapentaensäure (EPA) und Docosahexaensäure (DHA) zu sich nahmen – Fettsäuren, die in fettem Fisch und bestimmten Algen reichlich vorhanden sind. Schon damals vermuteten die Forscher, dass diese Omega-3-Fettsäuren die bemerkenswerte Herzgesundheit der Inuit erklären könnten. Ihre Studien lösten eine Welle der Forschung aus, die die positiven Auswirkungen von Omega-3-Fettsäuren auf die Gesundheit bestätigte.

Mit der entzündungshemmenden Wirkung der Omega-3-Fettsäuren hatten wir uns ja schon beschäftigt und auch die molekularen Wirkungsmechanismen angesprochen, die Bang und Dyerberg damals noch nicht kannten. Ich kann mir vorstellen, dass der Drang, in die nächste Apotheke oder Drogerie zu laufen, um sich Omega-3-Kapseln zu besorgen, sehr groß ist. Aber wie immer sollten wir zunächst einen Blick auf die aktuelle Forschung werfen, denn es ist nicht alles Gold, was gelb wie Omega-3-Kapseln glänzt.

Kein Nutzen für Herzgesunde und mögliche Risiken

Begeben wir uns ins Jahr 2024. Viele Menschen in Deutschland nehmen inzwischen regelmäßig Omega-3-Nahrungsergänzungsmittel, um ihr persönliches Risiko von Herz-Kreislauf-Erkrankungen zu senken, ohne nach Grönland ziehen zu müssen. In diesem Jahr erschien nun eine Studie mit dem komplizierten Namen »Regular use of fish oil supplements and course of cardiovascular diseases: prospective cohort study«. In der Nahrungsergänzungsmittel-Szene schlug die Studie wie eine Bombe ein. Aber nicht nur die Hersteller von Supplementen, sondern auch Wissenschaftler wurden durch die unerwarteten Ergebnisse aufgeschreckt und in – ich sage mal – leichte Panik versetzt.

Diese Metaanalyse von über 15 000 anderen Studien ergab nämlich, dass die Einnahme von Fischöl-Ergänzungsmitteln keinen signifikanten Nutzen für die Herzgesundheit oder die allgemeine Gesundheit bei Personen ohne vorbestehende Herz-Kreislauf-Erkrankungen zu bieten scheint. Ganz im Gegenteil: Überraschenderweise wurde sogar ein leicht erhöhtes Risiko für Vorhofflimmern und Schlaganfälle festgestellt.

Betrachtet wurden Personen, die noch nicht an einer Herzkrankheit litten – die typische Klientel der Primärprävention. Diese Studie widersprach den Ergebnissen vieler früherer Studien, die positive Effekte von Omega-3-Fettsäuren auf die Herzgesundheit, Entzündungswerte und andere Risikofaktoren gezeigt hatten. Das ist Grund genug, die einzelnen Ergebnisse der Analyse etwas genauer unter die Lupe zu nehmen.

Zunächst einmal werfen wir einen Blick auf die Klientel, die Omega-3-Fettsäuren einnimmt: Sind es herzgesunde Menschen in der Primärprävention oder Patienten mit einer Herzerkrankung? Bei gesunden Menschen waren die Ergebnisse der Studie enttäuschend und sogar ein wenig beängstigend. Studienteilnehmer, die regelmäßig Fischöl einnahmen, zeigten ein um 13 Prozent erhöhtes Risiko für Vorhofflimmern sowie ein um 5 Prozent erhöhtes Risiko für Schlaganfall. Bei Frauen und Nichtrauchern stieg das Risiko für Herzinsuffizienz, Herzinfarkt oder Schlaganfall sogar um jeweils 6 Prozent. Das ist ein Schlag ins Gesicht für jeden gesundheitsbewussten Menschen, der sich mit Nahrungsergänzungsmitteln etwas Gutes tun möchte.

Positive Effekte nur bei bestehenden Herzerkrankungen

Bei Menschen mit bereits bestehenden Herzerkrankungen zeigte sich hingegen ein anderes Bild: Die regelmäßige Einnahme von Fischölpräparaten konnte hier positive Effekte erzielen. Das Risiko, an Herzinsuffizienz zu sterben, sank um 9 Prozent, und das Herzinfarktrisiko verringerte sich um 15 Prozent.

Aber auf den zweiten Blick war die Studie aus dem Jahr 2024 vielleicht gar nicht so überraschend. Denn bereits 2003 zeigten dänische Forscher aus dem Hjørring- und Brønderslev-Hospitals, dass Omega-3-Fettsäuren Entzündungsreaktionen nicht senken – wenn keine Entzündungen vorliegen! No shit, Sherlock! Omega-3-Fettsäuren helfen nicht gegen Risiken, die nicht existieren. Welch ein Wunder.

In der dänischen Untersuchung aus dem Jahr 2003 wurden 60 gesunde Freiwillige zufällig in drei Gruppen eingeteilt und erhielten unterschiedliche Mengen an Omega-3-Fettsäuren oder Olivenöl, das als Placebo verwendet wurde. Nach zwölf Wochen zeigten sich keine Unterschiede im CRP-Wert zwischen den einzelnen Gruppen. Bemerkenswert ist, dass die Probanden bereits einen normalen CRP-Ausgangswert von 0,78 mg/dl hatten. Das bedeutet, dass vor der Omega-3-Gabe keine Entzündungen vorlagen – nicht einmal stille Entzündungen! Es gab also überhaupt keinen Spielraum für eine weitere Senkung. Warum sollte ein Wirkstoff gegen etwas helfen, was gar nicht vorliegt? Und warum wurde gegen Olivenöl getestet? Schließlich wissen wir, dass auch Olivenöl entzündungshemmend wirkt und keinesfalls ein wirkungsloses Placebo ist.

Nun gut. Wir sollten entzündungssenkende Maßnahmen also nur durchführen, wenn auch Entzündungen vorliegen. Eigentlich ganz logisch – das ist ja auch der Gag beim Vital-Code: frühzeitige Signale aus dem komplexen Regelmechanismus des Körpers erkennen, mit weiteren Tests die Vortestwahrscheinlichkeit erhöhen, eine präventivmedizinische Risikoanalyse erstellen und dann gezielt intervenieren. Messen, bewerten, therapieren – unser Biohacking-Dreiklang.

Aber warum kann ich nicht einfach Omega-3-Fettsäuren als Nahrungsergänzungsmittel nehmen, ohne vorher eine Silent Inflammation zu bestätigen. Im schlimmsten Fall wären sie halt wirkungslos, oder? Nein, denn leider sind sie nicht wirkungslos – sie können Nebenwirkungen haben. Erinnern Sie sich? Die regelmäßige Fischöleinnahme bei gesunden Menschen zeigte schließlich ein um 13 Prozent erhöhtes Risiko für Herzrhythmusstörungen und ein um 5 Prozent erhöhtes Schlaganfallrisiko. Dieses Risiko könnte jedoch ein dosisabhängiges Phänomen der Omega-3-Fettsäure-Gabe sein, wobei höhere Dosen mit einem größeren Risiko verbunden sind. Die Studien, die einen signifikanten Anstieg von Vorhofflimmern zeigten, verwendeten jeweils sehr hohe Dosierungen von Omega-3-Fettsäuren, bis zu 4 Gramm pro Tag. Nur sehr wenige Menschen nehmen über ihre Ernährung so viel Omega-3-Fettsäuren auf, wie in diesen Studien verabreicht wurde. Die durchschnittliche Aufnahme von Omega-3-Fettsäuren liegt deutlich niedriger.

Natürliche Quellen versus Supplemente

Und eine weitere Entwarnung: Es scheint, dass natürliche Quellen von Omega-3-Fettsäuren nicht das gleiche Risiko wie Nahrungsergänzungsmittel bergen, sondern – im Gegenteil – sogar vor Vorhofflimmern schützen. Das ergab eine Studie aus dem Jahr 2023, durchgeführt von der Arbeitsgruppe um Eric T. Guardino aus dem Massachusetts Veterans Epidemiology Research and Information Center. »Entgegen unserer Hypothese«, schreiben die Autoren, »war die Aufnahme von EPA/DHA/DPA über die Nahrung nicht mit einem höheren Risiko für Vorhofflimmern verbunden.« Sie stand sogar in »einem nichtlinearen, inversen Zusammenhang mit dem Risiko für Vorhofflimmern« (Quelle: Guardino, Eric T. et al.: »Dietary ω-3 fatty acids and the incidence of atrial fibrillation in the Million Veteran Program«. In: *American Journal of Clinical Nutrition.* https://www.physiciansweekly.com/dietary-%cf%89-3-fatty-acids-and-the-incidence-of-atrial-fibrillation-in-the-million-veteran-program/ [abgerufen am 26. September 2024]). Auf Deutsch: Omega-3-Fettsäuren, die aus natürlichen Lebensmitteln stammen und in angemessenen Dosen konsumiert werden, senken das Risiko für Herzrhythmusstörungen. Das bringt uns zurück zu den Inuit nach Grönland. Sie schluckten nicht reihenweise Pillen, sie aßen einfach ihr Essen, das dort schon über Generationen gegessen wird.

Es macht halt einen Unterschied, ob ich Hanf auf meinen Salat lege und esse oder ob ich ihn rauche. Das eine ist eine nährstoffreiche Mahlzeit, reich an Omega-3-Fettsäuren, Proteinen und Ballaststoffen, das andere ist eine Droge mit psychoaktiver Wirkung. Ebenso macht es einen Unterschied, ob ich eine Makrele esse oder eine DHA/EPA-Tablette schlucke. Problematisch ist heutzutage, anders als in den 1970er-Jahren, vor allem die Schadstoffbelastung der Fische – und natürlich die Auswirkungen der Überfischung auf unseren Planeten. Daher bleibt uns leider oft nicht mehr der Griff zur Makrele als Option übrig.

Dosierung und individuelle Anpassung

In meiner Praxis führe ich folgende Maßnahmen durch: Wenn ein Patient mit einer familiären Vorbelastung für entzündungsbedingte Erkrankungen wie Herz-Kreislauf-Erkrankungen oder Krebs zu mir kommt oder bereits an einer solchen Krankheit, einem metabolischen Syndrom oder Depressionen leidet, führe ich eine detaillierte Fettsäureanalyse durch. Zunächst lasse ich die Omega-3- und Omega-6-Fettsäuren bestimmen. Das mache ich aber auch, wenn andere Routine-Laborwerte, wie zum Beispiel der CRP-Wert, auf eine stille Entzündung hinweisen, selbst wenn der Patient noch keine Beschwerden und kein familiäres Risiko hat. Sollte die Fettsäureanalyse Hinweise auf eine Silent Inflammation geben, empfehle ich die entzündungshemmende Ernährung aus dem letzten Kapitel.

Bei einem erhöhten Risiko für entzündungsabhängige Erkrankungen und einem positiven Labortest starte ich aber auch gleichzeitig mit der Gabe von Omega-3-Fettsäuren in Kapselform. Das mache ich nicht blind aus der Hüfte heraus, sondern dosiere die Omega-3-Fettsäuren so, dass ein AA/EPA-Quotient von 3 bis 5 erreicht wird. Wenn bereits eine Erkrankung vorliegt, strebe ich sogar einen Quotienten von unter 2,5 an.

Diese Laborkontrollmessungen sollten erst nach etwa drei Monaten durchgeführt werden. Die dann ermittelten Werte des AA/EPA-Quotienten in der Membran der roten Blutkörperchen bleiben relativ konstant, solange die Zufuhr von Fettsäuren über Nahrung oder Supplemente unverändert bleibt. Sie sind, im Vergleich zur Messung aus dem Blutplasma, weniger stark von der aktuellen Ernährung beeinflusst. Daher sollte, wenn möglich, die Messung aus der Zellmembran bevorzugt werden.

Aufgrund ihrer geringen Toxizität empfehle ich immer hochwertige Fischölpräparate, um den optimalen AA/EPA-Quotienten zu erreichen. Die tägliche Einnahme sollte mindestens 2 g Omega-3-Fettsäuren betragen und je nach Laborkontrollwerten angepasst werden. Für Veganer und Vegetarier gibt es mittlerweile gute Algenölpräparate als Alternative.

Und noch einmal: Keine Therapie ohne Grund und ohne Erfolgskontrolle! Das gilt auch für Nahrungsergänzungsmittel. Selbst eine präventivmedizinische Therapie gehört in die Hände erfahrener Ärzte – auch wenn es Omega-3-Präparate rezeptfrei in der Drogerie gibt.

Gut zu wissen: Omega-3-Fettsäuren – Nutzen und Risiken

Fakten

- Kein signifikanter Nutzen für Herzgesunde
- Leicht erhöhtes Risiko für Vorhofflimmern und Schlaganfall bei Gesunden
- Positive Effekte bei bestehenden Herzerkrankungen

Bis hierhin

- Natürliche Quellen scheinen sicherer und sogar schützend zu wirken
- Hohe Dosierungen in Supplementen können Risiken bergen

Wie geht es weiter?

- Nur bei nachgewiesener stiller Entzündung oder Risikofaktoren
- Dosierung basierend auf AA/EPA-Quotient (Ziel: 3–5, bei Erkrankungen < 2,5)
- Regelmäßige Laborkontrolle (alle drei Monate)

12
Fasten
Der Jungbrunnen im Alltag

Die Wirkung von Fasten auf Entzündungsmarker

Noch besser als die richtige Ernährung gegen stille Entzündungen hilft allerdings, gar nichts zu essen.

Oje, ich spüre förmlich die Enttäuschung bei Ihnen. Wobei das »Nicht-essen« natürlich nur zum Teil stimmt, denn es geht hier nicht um kompletten Nahrungsverzicht, sondern um gezielte Essenspausen. Eine äußerst wirkungsvolle antiinflammatorische Ernährungsweise ist nämlich das Fasten in seinen verschiedensten Formen. Fasten hat, zumindest in Tierversuchen, gezeigt, dass es nicht nur die Lebensqualität verbessert, sondern sogar die Lifespan verlängern kann.

Besonders bemerkenswert ist, dass Fasten die körpereigene antioxidative Abwehr stärkt. Und dazu müssen wir uns nicht einmal einer vollständigen Fastenkur unterziehen. Selbst intermittierendes Fasten hat fantastische Auswirkungen auf unsere Gesundheit. Es reduziert das CRP und verbessert die Entzündungsmarker IL-6, IL-1β und TNF-α im Vergleich zu einer normalen Diät. Sie erinnern sich: alles Marker für Silent Inflamation.

Es gibt verschiedene Formen des intermittierenden Fastens, und nicht jede Form ist gleich gut geeignet, wenn wir mit unseren Zellen Biohacking betreiben wollen, um unsere stillen Entzündungsprozesse zu unterbrechen. Allgemein gesagt besteht das Konzept des intermittierenden Fastens aus Essenspausen. Wir sind keine Kühe, die ständig grasen müssen, auch wenn unser modernes Leben oft so aussieht. Aber wir moderne Menschen grasen nicht, wir snacken. Und dieses ständige In-sich-Hineinschaufeln von Nahrung fördert Entzündungen. Also sollten wir fasten. Aber hat es überhaupt einen Nutzen, wenn wir bereits schlank und sportlich sind?

Verstecktes Übergewicht – schlank, aber entzündet?

Ohne jetzt zu gemein und übergriffig sein zu wollen: Seien Sie mal nicht zu überzeugt von der eigenen Gewichtseinschätzung. Häufig liegen wir nämlich völlig falsch, wenn wir uns selbst als »dick« oder »schlank« bezeichnen. Unsere übliche Methode, unser Körpergewicht zu unserer Körpergröße in Beziehung zu setzen und vielleicht sogar noch den Body-Mass-Index, oder BMI, zu berechnen, reicht leider nicht aus, um Stoffwechselstörungen im Zusammenhang mit Übergewicht vollständig zu erfassen. Denn genauso wie es stille Entzündungen gibt, gibt es auch *stilles Übergewicht.*

Der BMI ist eine mathematische Annäherung und berücksichtigt nicht den Anteil von Körperfett im Verhältnis zu Muskel- oder Knochenmasse. Er setzt lediglich die Körpergröße mit dem Körpergewicht in Relation. Daher spiegelt der BMI nicht das tatsächliche Risiko für Herz-Kreislauf-Erkrankungen wider.

Die fünf Gewichtstypen – dick, dünn und alles dazwischen

Wir Ärzte gehen sogar so weit, dass wir eigentlich normalgewichtige Menschen häufig dennoch als übergewichtig bezeichnen. Nicht jeder, der rank und normalgewichtig daherkommt, ist auch wirklich schlank im gesundheitlichen Sinne. Da gibt es zum einen die *Normal Weight Obese (NWO),* also Personen mit einem normalem BMI, aber einem erhöhten Körperfettanteil. Auf Neudeutsch sind das die sogenannten *TOFIs* – eine nett klingende Abkürzung für die gar nicht nette Situation eines Menschen, der »Thin Outside, Fat Inside« ist, also »außen dünn, innen dick«. Aber auch der »innere Fettanteil«, der nicht zu einem messbaren Übergewicht führt und vielleicht von außen gar nicht sichtbar ist, stellt ein gesundheitliches Problem dar.

Neben den NWOs gibt es auch die äußerlich normalgewichtigen *Metabolically Obese Normal Weight (MONW),* also Personen mit einem normalem BMI, aber schon vorhandenen Stoffwechselstörungen. Es sind also die TOFIs, die schon metabolische Auffälligkeiten zeigen. Das können zum Beispiel erhöhter Blutzucker, hohe Cholesterinwerte oder Bluthochdruck sein. Obwohl diese Menschen äußerlich schlank wirken, tragen sie ein verstecktes Risiko für Herz-Kreislauf-Erkrankungen und Diabetes in sich. Fettgewebe ist nämlich nicht nur ein Energiespeicher, sondern auch eine höchst aktive Drüse. Es produziert Hormone wie Östrogen und setzt Entzündungsbotenstoffe wie Zytokine und Interleukine frei – unabhängig davon, ob wir das Fettgewebe sehen oder ob es versteckt in unserem Inneren liegt.

Betrachten wir aber nicht nur die äußerlich schlanken Zeitgenossen, sondern richten unseren Blick auf die von außen erkennbar übergewichtigen Menschen. Und hier finden wir die *Metabolically Healthy Obese (MHO),* also übergewichtige Personen, bei denen aber keine Stoffwechselstörungen vorliegen. Es ist kein Mythos, es gibt sie wirklich: die gesunden und fitten

Dicken. Und schließlich klassifizieren wir noch die Übergewichtigen mit Stoffwechselstörungen, die *Metabolically Unhealthy Obese (MUO)* – also Personen, die wir klassisch als übergewichtig wahrnehmen.

Alle vier Klassifikationen sind durch unterschiedlich starke Beeinträchtigungen von Entzündungsprozessen im Körper gekennzeichnet. Wenn Sie also normalgewichtig sind und dennoch der Verdacht auf stille Entzündungsreaktionen besteht, könnte bei Ihnen ein verstecktes Übergewicht vorliegen. Beim Fasten als Intervention geht es jedoch nicht nur um die Therapie von entzündlichem Fettgewebe. Fasten hat so vielfältige Wirkungen auf unseren Körper, dass selbst eine bloße Aufzählung den Rahmen dieses Buches sprengen würde.

Fasten als Allheilmittel – positive Effekte auf Gesundheit und Alterung

Eine dieser Wirkungen ist die Beeinflussung von Entzündungen. Ich selbst habe neulich die Wirkung wieder einmal an meinem eigenen Körper erfahren können und war fasziniert, wie tiefgreifend der zeitweise Nahrungsverzicht in unseren Stoffwechsel eingreifen kann.

Mein persönlicher Weg zum Fasten

Ich bin – und ich werde nicht müde, Ihnen das zu erzählen – ein begeisterter Läufer und habe sehr viel Spaß, wenn ich meine Laufschuhe anziehe. Ich kann stundenlang durch die Gegend rennen und liebe es. Vor Kurzem habe ich es dann aber wohl doch übertrieben und meine Laufkilometer zu schnell gesteigert. Nach einer berufsbedingten Laufpause von ganzen zwei Wochen bin ich gleich mit einem »lockeren 30-Kilometer-Lauf« eingestiegen. Zumindest wollte ich mir vormachen, dass der Lauf *locker* war. Er war es nicht. Bereits während des Laufs merkte ich, dass es eigentlich gar nicht *lief.* Nach einigen Kilometern spürte ich einen leichten Schmerz im Sprunggelenk. So etwas passiert schon mal beim Laufen, und in der Regel verschwinden die Schmerzen auch wieder, wenn man weiterläuft. Wenn es allerdings bleibt, sollte man stehen bleiben. Aber hallo! Ich wollte joggen! Ich bin doch kein Weichei! Also lief ich weiter und kam mit einem geschwollenen Knöchel zu Hause an.

Ganze sechs Wochen tat mir das Sprunggelenk weh – mal mehr, mal weniger. Immer wenn ich laufen ging, wurde der Schmerz wieder schlimmer. Der Sportarzt in mir sagte: »Mach Pause!« Der Läufer in mir meinte: »Nur eine kleine Runde, das geht schon.« Ich wickelte einen Verband um das Sprunggelenk, schmierte entzündungshemmende Salben, klebte Tapes, nahm Kurkuma ein – nichts half. Ich war kurz vorm Verzweifeln – und ebenso kurz davor, mir eine PRP-Therapie mit einer hohen Konzentration an Wachstumsfaktoren in die Region meines Sprunggelenks zu injizieren. Aber zunächst wollte ich noch etwas anderes ausprobieren: Ich wollte meine Entzündungsprozesse mithilfe meiner Ernährung stoppen.

Und dann begann ich mit Intervallfasten. Nach nur drei Tagen verschwand der Schmerz im Knöchel, und ich konnte wieder normal joggen gehen. Es war unglaublich. Auch wenn ich vielen meiner Patienten regelmäßige Fastenzeiten empfehle, war ich doch über diese sofortige und starke Wirkung überrascht. Biomedizinisch lässt sich diese Entzündungshemmung durchaus erklären. Und was meinem Sprunggelenk bei der akuten Entzündung hilft, wirkt auch gegen stille, chronische Entzündungen.

Fasten ist ein seit Jahrtausenden bekanntes Verfahren. In der Antike war es weit verbreitet, da der Zugang zu Nahrung oft schwierig war und Menschen ohne Essen auskommen mussten, bis irgendwann wieder welches verfügbar war. Fasten ist ein Überlebensmechanismus, der sowohl bei Tieren als auch bei Menschen zu finden ist, insbesondere in Ländern, in denen die Lebensmittelkonservierung nicht weit verbreitet ist. In vielen Teilen der Welt wird Fasten häufig aus religiösen Gründen oder in Wellness-Zentren praktiziert. Seit den 1960er-Jahren hat sich die »Null-Kalorien-Diät« als Methode zur Behandlung von krankhafter Fettleibigkeit und den damit verbundenen Erkrankungen etabliert. Fasten als Methode ist also recht breit gefächert.

Fasten lässt sich in drei große Kategorien unterteilen: periodisches Fasten, das von zwei Tagen bis zu einigen Wochen dauert; Intervallfasten, das 16 bis 20 Stunden in Anspruch nimmt und täglich, jeden zweiten Tag oder zweimal pro Woche durchgeführt werden kann; und die fastenähnliche Diät. Das ist eine sehr interessante Fastenform, die letztendlich das Fasten nur nachahmt, um dessen positive Effekte zu erzielen, indem Kalorien und bestimmte Lebensmittel eingeschränkt werden. Und da es in diesem Buch eigentlich nicht um meinen Knöchel, sondern um Ihre Healthspan und Langlebigkeit geht, möchte ich noch einmal betonen, dass Fasten zumindest bei Hefen, Fadenwürmern und Königspinguinen das Leben nachweislich verlängert. Und vom Königspinguin zu uns Menschen ist es ja nur ein kleiner Schritt.

Fasten – der schlaue Weg zur Gesundheit

Fasten wirkt jedoch nicht nur allgemein lebensverlängernd, sondern auch ganz gezielt bei Krankheiten. Brechen wir also eine Lanze für den zeitweisen Hunger und geben mal so richtig mit seinen Wirkungen an. Diese sind so vielfältig, dass man es kaum glauben kann, aber dennoch sind sie wissenschaftlich belegt. So haben Studien an Tiermodellen gezeigt, dass Fasten als ergänzende Strategie zur Behandlung von Krebs – nämlich in Verbindung mit medikamentöser Therapie – positive Effekte hat.

Für unseren Lange-leben-Plan besonders interessant: Fasten kann neurodegenerative Erkrankungen verbessern. Hierzu zählen beispielsweise die Alzheimer-Krankheit, die das Gedächtnis, das Denken und das Verhalten beeinträchtigt; die Parkinson-Krankheit, die zu Zittern, Steifheit und Bewegungsproblemen führt; sowie Multiple Sklerose, bei der das Immunsystem die Schutzhülle der Nervenfasern angreift. Weitere Studien haben gezeigt, dass Intervallfasten die antioxidative Abwehr und die Produktion von Nervenwachstumsfaktoren steigert und gleichzeitig die Konzentration entzündungsfördernder Botenstoffe reduziert.

Und wenn wir nun unseren Blick wieder zurücklenken auf unser Lieblingsthema »Entzündungen und Insulinresistenz«: Auch hier hilft uns Fasten weiter. Körperfett, Entzündungen und Blutdruck werden reduziert, die Insulinsensitivität verbessert und die Funktion des Nerven- und des Herz-Kreislauf-Systems gestärkt. Unser Herz profitiert sogar direkt vom zeitweisen Nahrungsverzicht, da diese Ernährungsform es vor Schäden durch Durchblutungsstörungen schützt. Funfact: Sie haben eine größere Chance, einen Herzinfarkt zu überleben, wenn Sie vor dem Infarkt gefastet hatten.

Intervallfasten kann nahezu alle wichtigen Anomalien umkehren, die durch unseren westlichen Lebensstil verursacht werden. Es erhöht die Empfindlichkeit gegenüber Insulin und Leptin, unterdrückt Entzündungen und regt die Autophagie an – einen Prozess, bei dem sich die Zellen selbst reinigen und erneuern. Mehrere Studien zeigen, dass Intervallfasten die Fettverbrennung und die Nutzung von Ketonkörpern als Energiequelle fördert. Gleichzeitig werden Wachstumshormone und Glukagon vermehrt ausgeschüttet, während Blutzucker, Insulin und IGF-1 sinken. Bei übergewichtigen Menschen führt Intervallfasten zu einer Abnahme von Gesamtkörperfett, Bauchfett und Blutdruck, während der Zuckerstoffwechsel verbessert wird.

Ich kann meine Aufzählung positiver Fastenwirkungen nur schwer bremsen, so begeistert bin ich davon. Aber bevor es zu langweilig wird, werfen wir einen Blick darauf, wie Fasten all diese Wirkungen hervorruft. Und jetzt wird es ein wenig kompliziert.

Molekulare Mechanismen hinter dem Fasten

Die zahlreichen Vorteile des Fastens stehen im Zusammenhang mit der Regulierung wichtiger molekularer Signalwege. Zu Beginn des Fastens werden der Insulin-ähnliche Wachstumsfaktor-1 (IGF-1) und der mTOR-Signalweg herunterreguliert. mTOR fungiert als zentraler Schalter in unseren Zellen und steuert, wann sie wachsen und wann sie sich teilen sollten. Dieser Mechanismus reagiert auf Signale wie Nährstoffe und Wachstumshormone und entscheidet, ob die Zelle Energie für Wachstum und Aufbau verwenden oder sich auf Reparatur und Recycling konzentrieren soll. Beide Zustände sind im Leben wichtig, jedoch jeder zur richtigen Zeit.

Die Signalwege IGF-1 und mTOR werden normalerweise durch Nahrungsüberschuss aktiviert, da sie Nährstoffe wahrnehmen und den zellaufbauenden Stoffwechsel ankurbeln. Bei Nahrungsmangel hingegen setzen sie abbauende Prozesse in Gang.

Es scheint, dass das Altern durch Veränderungen im IGF-1-Rezeptor-Signalsystem beeinflusst wird. Wir wissen, dass eine Verringerung der IGF-1-Signalgebung die Lebensdauer der Zellen erhöht und eine Steigerung von IGF-1 Alterungsprozesse beschleunigt. Wie immer im Körper agiert auch hier kein Stoff alleine, und im Falle von IGF-1 ist der Helfer das mTOR, das seinerseits durch IGF-1 aktiviert wird.

Anti-Aging-Forscher haben herausgefunden, dass eine reduzierte mTOR-Aktivität mit einer verlängerten Lebensdauer bei verschiedenen Organismen korreliert. Ein Problem entsteht also, wenn unser IGF-1-Wert hoch ist und dadurch die mTOR-Aktivität steigt, was bei Nahrungsüberschuss häufig passiert. Wir altern dann schneller. Oder einfach zusammengefasst: Viel Essen macht uns alt. Werfen wir also einen Blick auf verschiedene Fastenarten, die sich gut in unseren Alltag integrieren lassen und unseren metabolischen Schalter in Richtung Langlebigkeit und Gesundheit umlegen.

Zeitlich begrenztes Essen – flexibel in den Alltag integrierbar

Während sich längere Fastenzeiten oft nur schwer in unseren Alltag integrieren lassen, ist das Intervallfasten absolut alltagstauglich. Es gibt drei gängige Konzepte des Intervallfastens: zeitlich begrenztes Essen (*Time-Restricted Eating* – TRE), alternierendes Fasten (*Alternate-Day Fasting* – ADF) und intermittierende Energieeinschränkung (*Intermittent Energy Restriction* – IER). Alle drei Fastenformen haben gezeigt, dass sie Entzündungsmarker deutlich reduzieren. Sie senken das CRP und verbessern die Werte der entzündungsfördernden Marker IL-6, IL-1β und TNF-α im Vergleich zu einer normalen Diät und sind ein wirklich scharfes Schwert gegen die Silent Inflammation.

Fangen wir mit dem alternierenden Fasten, also dem ADF, an. Hier wird einfach an jedem zweiten Tag nichts gegessen – ein Tag normal essen, den nächsten fasten, und so weiter – immer abwechselnd. Diese Form des Fastens fällt den meisten Menschen am schwersten, weil die ständige Umstellung einfach anstrengend ist. Auch medizinisch ist das ADF nicht der Superhit: Es kann zwar Entzündungsprozesse verringern, allerdings führte es in den durchgeführten Tierversuchen nicht zu einem verlängerten Leben. Daher empfehle ich ADF meinen Patienten in der Regel nicht.

Zeitlich begrenztes Essen (TRE) und intermittierende Energieeinschränkung (IER) haben in Tierversuchen gezeigt, dass sie die Lebensdauer verlängern und sowohl Insulinresistenz als auch stille Entzündungen effektiv reduzieren. Jackpot! Hier sollten wir also etwas genauer hinschauen.

Intermittierende Energieeinschränkung (IER) – die 5:2-Diät

Die bekanntesten Fastenprotokolle sind das 16:8-Fasten (TRE) und das 5:2-Fasten (IER). Beim 16:8-Fasten wird ein tägliches Zeitfenster von acht Stunden festgelegt, in dem alle Mahlzeiten eingenommen werden. Die restlichen 16 Stunden sind für das Fasten reserviert und können individuell angepasst werden, um den persönlichen Vorlieben und dem Tagesrhythmus gerecht zu werden. Für mich ist das eine wirklich gut durchführbare Fastenform. Es ist nicht notwendig, immer zur gleichen Zeit zu essen. Wichtig ist, dass 16 Stunden am Stück nichts gegessen wird. Neuere Untersuchungen deuten darauf hin, dass auch eine 14-stündige Essenspause ausreichen könnte. Wenn ein 10:14-Konzept besser in Ihren Alltag passt und sich leichter durchführen lässt: Los geht's!

Kommen wir zum IER, dem 5:2-Fasten. Diese Methode folgt einem wöchentlichen Rhythmus: An fünf Tagen wird normal gegessen, während an zwei nicht aufeinanderfolgenden Tagen die Kalorienzufuhr drastisch reduziert wird, in der Regel auf

500 bis 600 Kalorien pro Tag oder gar keine Kalorien. Beim TRE-Konzept geht es also nicht darum, *was* wir essen, sondern *wann* wir essen. Indem wir unsere Nahrungsaufnahme auf ein bestimmtes Zeitfenster beschränken, geben wir unserem Körper die Möglichkeit der Regeneration.

Bei der intermittierenden Energieeinschränkung (IER) spielt nicht nur das *Wann* eine Rolle, sondern auch *wie viel* wir essen. Im Gegensatz zum TRE, bei dem vor allem das Zeitfenster der Nahrungsaufnahme im Fokus steht, liegt bei IER der Schwerpunkt auf der Reduktion der Kalorienzufuhr.

Wissenschaftliche Studien zu den Effekten von TRE und IER auf stille Entzündungen haben ergeben, dass TRE möglicherweise einen kleinen Vorteil gegenüber IER hat. Die Unterschiede sind jedoch gering, sodass sowohl die 16:8-Methode (TRE) als auch die 5:2-Diät (IER) ausgezeichnete Möglichkeiten darstellen, um stille Entzündungen zu reduzieren. Wählen Sie einfach die Methode, die Ihnen am meisten zusagt und sich besser in Ihren Alltag integrieren lässt.

Die Wahl der richtigen Fastenform

Und mal ehrlich: Niemand von uns ist perfekt, auch nicht der ambitionierteste Biohacker. Langlebigkeit ist ein Marathon, kein Sprint. Alle Maßnahmen sollten daher langfristig angelegt sein, denn nur Dinge, die uns Spaß machen und leicht durchführbar sind, bleiben auf Dauer. Sie dürfen also durchaus Zeiten in Ihrem Leben haben, an denen Sie nicht fasten. Wechseln Sie einfach zwischen verschiedenen Biohacking-Methoden: Fasten, mehr Omega-3 oder die mediterrane Drittel-Teller-Ernährung. So bleiben Sie am Ball und tun Ihrem Körper ein ganzes Leben lang etwas Gutes.

Gut zu wissen: Fasten und Essenspausen gegen stille Entzündungen

Fakten

- Fasten und geplante Essenspausen sind wirksame Methoden gegen stille Entzündungen
- Intermittierendes Fasten reduziert Entzündungsmarker wie CRP, IL-6, IL-1β und TNF-α
- Auch normalgewichtige Menschen können von »stillem Übergewicht« betroffen sein
- Fasten hat vielfältige positive Auswirkungen auf die Gesundheit, u. a. bei neurodegenerativen Erkrankungen und Herz-Kreislauf-Problemen
- Fasten reguliert wichtige molekulare Signalwege wie IGF-1 und mTOR, die mit Alterungsprozessen zusammenhängen

Bis hierhin

- Zeitlich begrenztes Essen (TRE): 16:8-Methode oder 14:10-Methode
- Intermittierende Energieeinschränkung (IER): 5:2-Diät

Wie geht es weiter?

Wählen Sie die Fastenform, die am besten zu Ihrem Alltag passt und langfristig durchführbar ist.

13
Smartwatches
Gesundheit am Handgelenk

Wie Vital-Codes unsere Fitness beeinflussen

Werfen wir nun einen Blick auf unsere Fitness und Leistungsfähigkeit – beides ist entscheidend, wenn wir ein aktives und selbstbestimmtes Leben führen wollen. Ein Problem dabei ist jedoch, dass unsere Wahrnehmung der eigenen Leistungsfähigkeit oft nicht mit der Realität übereinstimmt. Wir fühlen uns häufig fitter, als wir tatsächlich sind, während wir umgekehrt oft ungenutzte Kraftreserven haben, obwohl wir uns gerade nicht leistungsfähig fühlen.

Unsere Fitness verhält sich ein bisschen wie in dem Spruch, wo man den Weltuntergang gerne erleben würde: »Wenn die Welt untergeht, ziehe ich nach Deutschland, denn dort passiert alles fünfzig Jahre später.« Das sagte angeblich der Satiriker Karl Kraus, obwohl die genaue Herkunft des Zitates eher unklar ist. Ich finde den Satz auch ohne bekannte Quelle einfach genial, denn er lässt sich gut auf unseren Körper übertragen. Der »Weltuntergang« unseres Körpers zeigt sich oft nicht in Echtzeit, sondern zeitverzögert. Und genau das macht die Erkennung von Risiken so schwierig.

Wie können wir unsere Fitness also erstens richtig einschätzen und zweitens ein Leben lang erhalten? Und genau bei dieser Frage hilft uns natürlich der Vital-Code weiter.

Fitness – mehr als nur Ausdauer

Was bedeutet eigentlich Fitness? Bin ich ein fitter Mensch, wenn ich 10 Kilometer rennen kann, ohne stehen bleiben zu müssen? Nun, als begeisterter Läufer würde ich sofort »Ja!« rufen und die Diskussion um Fitness damit beenden. Leider stimmt das jedoch nicht ganz. Einen Läufer, der die 10 Kilometer runterrockt, aber nicht in der Lage ist, zwei Einkaufstüten vom Auto in die Wohnung zu tragen, weil er keine Kraft in den Armen hat, würden wir sicherlich nicht als einen fitten Menschen bezeichnen wollen.

Fitness setzt sich aus mehreren Komponenten zusammen, und die kardiorespiratorische Ausdauer für den Zehnkilometerlauf ist eine davon. Sie beschreibt die Fähigkeit des Herz-Kreislauf-Systems und der Lunge, den Körper auch über längere Zeit mit Sauerstoff zu versorgen – auch noch bei Kilometer 9. Ebenso wichtig ist die Muskelkraft, die wir nicht nur für Einkaufstüten benötigen, und die muskuläre Ausdauer, besonders wenn der Weg vom Supermarkt zur Wohnung etwas länger ist.

Aber nicht nur Rennen und Schleppen zeichnen fitte Menschen aus, sondern auch die Beweglichkeit – also die Fähigkeit unserer Gelenke, sich in ihrem vollen Bewegungsumfang zu bewegen. Und wenn wir uns bewegen, sollte das koordiniert geschehen, also präzise und effizient. Zudem sollten wir schnell auf Zustände reagieren und unsere Körperhaltung aufrecht im Gleichgewicht halten können.

Sie sehen: Fitness ist eine komplexe Angelegenheit, und eine nachlassende Fitness zeigt sich, zumindest zu Beginn, oft nicht durch eindeutige Symptome.

Wenn Fitness zum Risiko wird – Fokus Ruhepuls

Mein Patient saß mir in der Sprechstunde sehr besorgt gegenüber. In Laufschuhen und Funktionskleidung deutete Günther auf seine große Sportler-Smartwatch am Handgelenk.

»Mein Ruhepuls in der Nacht hat sich verändert«, sagte er. »Er ist seit zwei Wochen um drei Schläge pro Minute angestiegen, und das macht mir große Sorgen.«

Was zunächst wie ein First-World-Problem erscheint, kann bei genauerer Betrachtung aber tatsächlich die Vorstufe einer gesundheitlichen Katastrophe sein. Mein Patient Günther war fast 80 Jahre alt. In den ersten Jahren meiner Praxistätigkeit war ich immer überrascht, wenn ältere Menschen superfit waren, Marathon liefen oder auf Berge kletterten. Aber gerade in den letzten Jahren kommt das glücklicherweise häufiger vor.

Günther trug eine Sportuhr, die nun eine erhöhte Ruheherzfrequenz anzeigte. Er hatte keinerlei körperliche Beschwerden. »Nein, nein«, bestätigte er. »Mir geht es sonst gut. Ich bin leistungsfähig wie immer.« Aber die drei Schläge pro Minute in der Nacht bereiteten ihm wirklich Sorgen.

Der nächtliche Ruhepuls als Vitalparameter

Die nächtliche Ruheherzfrequenz ist ein entscheidender Vitalparameter, der uns viel über unsere aktuelle Gesundheit verraten kann – und genau hier steckt auch ein Vital-Code, der es in sich hat. In der Nacht, während wir schlafen, erholt sich unser Körper, und der Herzschlag verlangsamt sich. Das ist Teil unseres sogenannten *zirkadianen Rhythmus,* also der Art und Weise, wie unser Körper auf den Tag-Nacht-Rhythmus reagiert. Die Verlangsamung der Pulsfrequenz ist Ausdruck einer vermehrten Aktivität des parasympathischen Nervensystems, also unseres »Ruhenervs«.

Als Biohacker sollten wir besonders auf unseren zirkadianen Rhythmus achten. Unsere Zellen verfügen über faszinierende Taktgeber, die unseren Schlaf-wach-Rhythmus und viele weitere physiologische Prozesse steuern. Diese inneren Taktgeber werden von mehreren »Uhren« im Körper reguliert. Der Haupttaktgeber sitzt im Gehirn und besteht aus einer Gruppe von Nervenzellen im Hypothalamus, dem suprachiasmatischen Nukleus (SCN). Dieser SCN empfängt Lichtsignale von der Netzhaut und synchronisiert daraufhin die Produktion des Schlafhormons Melatonin. So hält er unseren Tag-Nacht-Rhythmus im Takt, indem er sich dem Sonnenlicht angleicht.

Aber der SCN arbeitet nicht allein. In fast allen Geweben und Organen, von der Leber über das Herz bis hin zum Fettgewebe, ticken eigene zirkadiane Uhren mit. Diese peripheren Uhren haben ihre eigenen Rhythmen, die jedoch vom SCN koordiniert werden. Zusammen bilden sie ein komplexes Netzwerk von Zeitgebern. Auf zellulärer Ebene werden diese Rhythmen zudem von speziellen Uhr-Genen gesteuert. Diese Gene sind in fast jeder Körperzelle aktiv und sorgen dafür, dass die inneren Abläufe im Takt bleiben. Erst das Zusammenspiel von zentraler Steuerung durch den SCN und den vielen peripheren Uhren ermöglicht die präzise Synchronisation unseres Körpers mit den 24 Stunden des Tages.

Störungen des zirkadianen Rhythmus

Wenn unser zirkadianer Rhythmus gestört ist, können verschiedene Probleme im Körper auftreten, die sich negativ auf unser Wohlbefinden und unsere Langlebigkeit auswirken. Eine der häufigsten Folgen sind Schlafstörungen. Wenn der innere Schlaf-wach-Rhythmus nicht mit dem natürlichen Hell-dunkel-

Zyklus übereinstimmt, haben viele Menschen Schwierigkeiten, zur richtigen Zeit einzuschlafen. Sie fühlen sich tagsüber müde und unkonzentriert, was ihre Leistungsfähigkeit beeinträchtigt. Langfristige Störungen des zirkadianen Rhythmus können ernsthafte gesundheitliche Probleme nach sich ziehen. Studien belegen, dass Menschen, deren innere Uhren aus dem Takt geraten sind, ein erhöhtes Risiko für Herz-Kreislauf-Erkrankungen, Stoffwechselstörungen und psychische Erkrankungen wie Depressionen haben.

Unser zirkadianer Rhythmus wird, wie gesagt, maßgeblich durch das äußere Sonnenlicht gesteuert. Wenn wir morgens aufwachen und dem Tageslicht ausgesetzt sind, sendet unser Gehirn Signale an verschiedene Organe und Gewebe. Diese Lichtsignale auf der Netzhaut führen unter anderem zur Produktion des Wachheitshormons Cortisol. Unser Körper fährt seine Funktionen hoch und bereitet sich auf den Tag vor. Im Laufe des Tages folgen dann weitere Anpassungen: Die Körpertemperatur steigt an, die Verdauung wird angeregt, und die Muskeln werden bewegungsbereit. All diese Prozesse sind Teil unseres zirkadianen Systems und werden durch das Sonnenlicht gesteuert.

Wenn die Sonne untergeht und es dunkel wird, übernimmt ein anderes Hormon die Kontrolle: Melatonin. Dieses Schlafhormon, das in der Zirbeldrüse produziert wird, signalisiert unserem Körper, dass es Zeit ist, sich zu entspannen und zu regenerieren. Unser Stoffwechsel fährt herunter, die Körpertemperatur sinkt, und wir bereiten uns auf einen erholsamen Schlaf vor. Dieser natürliche Wechsel von Aktivität und Erholung ist entscheidend für unsere Gesundheit.

Die Rolle von Licht und Bildschirmen

Während unsere Vorfahren noch im Einklang mit den natürlichen Lichtverhältnissen lebten, hat sich unser Lebensstil heute dramatisch verändert. Die ständige Verfügbarkeit von künstlichem Licht und die Nutzung von Bildschirmen und Tablets beeinträchtigen unsere innere Uhr erheblich.

Die meisten von uns verbringen einen Großteil des Tages vor Bildschirmen, sei es am Arbeitsplatz, beim Surfen im Internet oder beim Streamen von Filmen. Diese Bildschirme strahlen ein intensives blaues Licht aus, das die Produktion von Melatonin hemmt – dem Hormon, das unseren Körper auf den Schlaf vorbereitet. Wenn wir abends auf unsere Handys oder Tablets schauen, täuschen wir unserem Gehirn vor, dass noch Tag ist. Diese Stimulation kann dazu führen, dass wir Schwierigkeiten haben, zur Ruhe zu kommen und einzuschlafen. Eine echte Longevity-Katastrophe.

Als Biohacker habe ich mich daher entschieden, am Abend eine Blaufilterbrille zu tragen, um den Einfluss des Lichts auf meinen zirkadianen Rhythmus zu minimieren. In dieser Zeit achte ich zudem darauf, keine elektronischen Geräte oder Bildschirme mehr zu verwenden. Durch das gezielte Blockieren des blauen Wellenlängenbereichs verringere ich die Hemmung der Melatoninausschüttung. Wenn ich die Brille trage, fördere ich die Melatoninproduktion und signalisiere meinem Körper, dass es Zeit ist, sich auf den Schlaf vorzubereiten. Außerdem sieht eine Blaufilterbrille richtig cool aus und bietet eine Menge Gesprächsstoff.

Ursachen für einen erhöhten Ruhepuls

Doch zurück zu Günther und seiner nächtlichen Ruheherzfrequenz, die etwas erhöht war. Unsere nächtliche Herzfrequenz liegt ungefähr 10 bis 20 Schläge pro Minute niedriger als der Ruhepuls, den wir tagsüber haben, wenn wir wach sind. Sind wir am Tag entspannt, liegt unser Puls in der Regel zwischen 60 und 80 Schlägen, in der Nacht zwischen 45 und 55 Schlägen pro Minute. Bei sehr sportlichen Menschen wie Günther kann der Puls aufgrund einer effizienteren Herzarbeit sogar noch langsamer sein, ohne dass wir uns gesundheitliche Sorgen machen müssten. Sorge bereitete uns eher die Veränderung des Ruhepulses, die von Günthers Smartwatch gemessen wurde, denn genau solche Veränderungen – nicht die absoluten Zahlen – können uns sehr frühzeitig auf gesundheitliche Probleme hinweisen.

Es ist ein wenig so wie mit den Blutwerten, über die wir in den letzten Kapiteln gesprochen haben. In der Präventivmedizin ist häufig nicht der absolute Wert entscheidend, sondern die Beziehung der Werte zueinander. Deshalb ist bei der Betrachtung des Ruhepulses daher nicht unbedingt der absolute Wert ein Indikator, sondern seine Veränderung über die Zeit. Wir müssen quasi zwischen den Zeilen lesen.

Übrigens: Wenn man keine Smartwatch hat – obwohl ich Ihnen dringend zu einer Anschaffung rate –, kann man den Ruhepuls auch einfach messen, indem man den Puls am Handgelenk direkt nach dem Aufwachen zählt. Und zwar bevor man seine Beine über die Bettkante schwingt und bevor man die Tagesnachrichten auf dem Smartphone gelesen hat. Denn auch psychische Belastungen können den Ruhepuls erhöhen, und zwar nicht nur während des Lesens der Nachrichten, sondern auch im Laufe des gesamten Tages und der Nacht.

Stress und Übertraining als Einflussfaktoren

Psychische Stressreaktionen sind ein häufiger Grund für eine Erhöhung des Ruhepulses. Das soll keinesfalls als Ausrede dienen oder zu einem Schulterzucken führen, denn Stress ist ein leiser Killer und verträgt sich weder mit Lifespan noch mit Healthspan. Es ist besser, Stress über die Messung der Ruheherzfrequenz zu erkennen, als völlig unbemerkt in eine gesundheitliche Schieflage zu geraten. Doch bevor wir Günthers Vital-Code auf Stress zurückführen, lassen Sie uns einen Blick auf weitere Ursachen für einen erhöhten Ruhepuls werfen – zunächst auf solche, die uns nicht wirklich Sorgen machen, aber kleinere Korrekturen erfordern könnten: nämlich ein zu intensives Training.

Okay, ich muss zugeben: In der Arztpraxis ist ein zu geringes Training häufiger ein Problem für die Gesundheit meiner Patienten. Aber ein *Übertraining* ist gar nicht mal so selten, wie wir vielleicht auf den ersten Blick annehmen. Übermäßiges Training kommt nämlich keinesfalls nur bei Spitzenathleten vor – es kann uns alle betreffen. Denn die Belastungsbereiche, in denen wir leben, sind sehr individuell, und auch die Grenzen unserer Belastungsfähigkeit sind daher unterschiedlich.

Ein Übertraining kann bereits bei normalen Alltagsbelastungen auftreten. Wenn wir uns die vielfältigen Faktoren anschauen, die unsere Fitness ausmachen, wird schnell klar, dass wir alle hin und wieder an unsere persönlichen Grenzen stoßen. Denn wer von uns ist schon immer und ständig ausdauernd, flexibel, kraftvoll, dehnbar und koordiniert? Training bedeutet jedoch immer ein Training der Unzulänglichkeiten. Wir sollten nicht nur das üben, was wir bereits toll können. Wenn wir besser werden oder das, was wir schon haben, bewahren wollen, müssen wir an unseren persönlichen Schwächen arbeiten. Und genau hier liegt die Gefahr des Übertrainings. Die richtige Dosis der gezielten Überlastung, die eine Verbesserung der Leistungsfähigkeit bringt, ohne dass es zu einer Überdosis kommt, ist eine große Kunst.

Was kann uns also bei der richtigen Dosis helfen? Die Ruheherzfrequenz! Wenn wir es übertrieben und uns überlastet haben, egal ob physisch oder psychisch, dann meldet das unser Körper ziemlich zuverlässig mit einem Anstieg des nächtlichen Ruhepulses.

Leider kann ich keine allgemeingültige Anleitung geben und sagen: »Wenn Ihr Ruhepuls über 53 Schläge pro Minute ansteigt, sollten Sie einen Gang runterschalten.« Der Ruhepuls ist, wie bereits erwähnt, sehr individuell und ändert sich je nach dem jeweiligen Lebensumstand. Ich kann daher nur raten, mit der Messung des Ruhepulses spätestens heute zu beginnen und nie wieder damit aufzuhören. Führen Sie Buch über die Ergebnisse. Nur so werden Sie Unterschiede bemerken – und diese sind ein fantastischer Indikator für viele Bereiche der Gesundheit.

Kommen wir aber noch einmal auf das Übertraining zurück, und erweitern wir unseren Blick ein wenig. Lassen wir den klassischen Trainingsgedanken von Menschen in blauen Trainingsanzügen auf dem Trimm-dich-Pfad einmal außen vor. Alltägliche Überlastungssituationen können wir letztlich auch als eine Art Übertraining betrachten. Wenn das Verhältnis zwischen Anstrengung und Regeneration aus dem Gleichgewicht gerät, dann ist das eine Form von Übertraining – egal, ob ich bewusst trainiert habe oder nicht. Und es ist wirklich erstaunlich, denn die Symptome eines sportlichen Übertrainings und die eines aus dem Gleichgewicht geratenen Lifestyles ähneln sich sehr: Erschöpfung, Müdigkeit, Schlafstörungen, Stimmungsschwankungen, Konzentrationsschwierigkeiten, eine erhöhte Anfälligkeit für Krankheiten, Appetitlosigkeit oder Verdauungsprobleme.

Sowohl Übertraining im Sport als auch im Alltag können zu einer Störung zentraler hormoneller Achsen und einem umfassenden Alarmzustand des Körpers führen. Und der Vital-Code, bevor es zu den wirklichen Symptomen kommt, ist die Ruheherzfrequenz.

Die Bedeutung der Herzfrequenzvariabilität (HRV)

Die Ruheherzfrequenz kann mehr, als nur Lifestyle- oder Trainingsprobleme frühzeitig zu entdecken. Sie dient auch als früher Indikator für Krankheiten. Selbst milde Infektionen führen häufig zu einem Anstieg des Ruhepulses, und eine Schilddrüsenüberfunktion oder ein veränderter Blutdruck haben ebenfalls ihre Auswirkungen. Wir wären jedoch keine coolen Biohacker, wenn wir nicht zumindest über einen weiteren Parameter unseres Herzrhythmus sprechen würden, der ebenfalls auf modernen Smartwatches angezeigt wird: die Herzfrequenzvariabilität, kurz HRV. Die HRV beschreibt, wie flexibel Ihr Herz seinen Rhythmus anpassen kann. Wir Menschen sind keine Maschinen, und unser Herzrhythmus ist keinesfalls mit einer starren Frequenz ausgestattet. Im Gegenteil: Wenn das Herz wie eine Maschine mit einem starren Rhythmus schlägt, dann läuft etwas gewaltig schief.

Die genaueste Methode zur Messung der HRV wäre ein EKG. Hier können wir anhand der elektrischen Kurve exakt den Abstand der einzelnen Schläge bestimmen. Wenn dieser Abstand starr ist, wäre das ein schlechtes Zeichen. Wenn sich die Abstände jedoch immer leicht unterscheiden, sprechen wir von einer höheren HRV.

Nun haben sicherlich die wenigsten von uns ein EKG-Gerät zu Hause, und selbst ich als passionierter Longevity-Biohacker habe so ein Gerät nicht in meinem Wohnzimmer stehen. Aber ich trage eine Smartwatch. Viele moderne Smartwatches können mit einem optischen Sensor die HRV ziemlich genau bestimmen und auswerten. Dadurch erhalten wir einen fantastischen Einblick in die Flexibilität unseres Herzens sowie einige Hinweise auf Stress, Überlastungen oder andere gesundheitliche Probleme.

Ich persönlich checke bereits am Morgen vor dem Aufstehen meine Smartwatch und werfe einen Blick darauf, wie gut ich geschlafen habe. Meine Frau lacht darüber immer, denn sie sagt, ich müsste nur in mich reinhören, dann wüsste ich, wie gut ich geschlafen habe. Außerdem meint sie, ich habe bestimmt prima geschlafen, da ich die ganze Nacht geschnarcht hätte. Doch über solche Aussagen kann ich als Technology-Addict natürlich nur gütig lächeln. Denn natürlich will ich Daten haben, die meinen tollen Schlaf bestätigen. Und in der Tat sagen die Messdaten häufig mehr aus als das diffuse Gefühl einer durchwachten Nacht oder eines Bärenschlafs.

Meine Sportuhr verwendet die HRV unter anderem zur Bestimmung eines Stress-Scores und meiner Trainingsbereitschaft. Die Prognosen meiner Uhr stimmen oft sogar mit meinem Gefühl überein – aber bei Weitem nicht immer. Und genau das ist das Problem bei Übertraining oder Untertraining: Oft haben wir einfach kein Gespür dafür.

Die Rolle von Smartwatches in der Gesundheitsüberwachung

Die Smartwatch meines Patienten Günther zeigte eine erhöhte Ruheherzfrequenz an. Wir entschieden uns, dem nachzugehen, und entdeckten bei Günther eine beginnende leichte Herzschwäche als Ursache für den nur minimalen Anstieg des Pulses. »Ich merke gar nichts davon«, sagte mein Patient verwundert. »Keine Luftnot, ich kann normal Gymnastik machen, und meine Beine sind auch nicht dick geworden.« Aber genau das ist es ja, was wir wollen: keine Symptome einer Erkrankung, sondern den Vital-Code. Die Rückmeldung des Körpers, bevor die Krankheit so richtig losgeht.

Bei Günther war die Auswurfleistung des Herzens noch völlig normal. Lediglich die Entspannung der Herzkammern, die wir in einer Echokardiografie sehen konnten, war inzwischen leicht beeinträchtigt. Das reichte jedoch aus, um den Puls in der Nacht leicht zu beschleunigen – etwas, das er niemals im Gefühl gehabt hätte und nur durch die moderne Technik seine Aufmerksamkeit erregte. Hätten wir diese beginnende Herzschwäche zu diesem Zeitpunkt nicht entdeckt, wäre sie sicherlich fortgeschritten. Und irgendwann, wahrscheinlich in naher Zukunft, wäre schließlich auch die Auswurf-Pumpfunktion des Herzens eingeschränkt worden. Dann kämen genau die Symptome dazu, von denen Günther sprach: Atemnot, Leistungseinbußen und dicke Beine. Dank der aufmerksamen Uhr – und der Aufmerksamkeit des Uhrenbesitzers – konnten wir aber frühzeitig reagieren. Wir begannen mit einer herzentlastenden Medikation. Günther konnte weiter Sport treiben, und sein Ruhepuls normalisierte sich wieder in seinen für ihn individuellen Bereich.

Vital-Codes müssen nicht immer zu spüren sein. Es gibt auch Zeichen, die wir besser mit Hilfsmitteln messen können. Ich bin überzeugt, dass Wearables wie Smartwatches unsere Gesundheitsversorgung revolutionieren können – und das nicht in ferner Zukunft, sondern schon heute.

Bleiben wir nun noch ein wenig bei dem Thema »Leistungsfähigkeit« als zentralem Punkt unserer Lebensqualität und dem schmalen Grat zwischen zu wenig Belastung und Überlastung sowie der Schwierigkeit, beides voneinander zu unterscheiden. Denn manchmal ist eine Überlastung nur durch ein Augenzwinkern zu erkennen.

Gut zu wissen: Smartwatches und Wearables – eine Mensch-Maschine-Symbiose der Gegenwart

Fakten

- Der nächtliche Ruhepuls ist ein wichtiger Vitalparameter für die Gesundheit
- Veränderungen des Ruhepulses können auf gesundheitliche Probleme hinweisen
- Zirkadianer Rhythmus beeinflusst den Ruhepuls und die allgemeine Gesundheit

Bis hierhin

- Die subjektive Wahrnehmung der eigenen Fitness kann täuschen
- Künstliches Licht und Bildschirme können den zirkadianen Rhythmus stören
- Übertraining und Alltagsbelastungen können den Ruhepuls erhöhen
- Herzfrequenzvariabilität (HRV) gibt Aufschluss über Herzgesundheit und Stress

Wie geht es weiter?

- Frühzeitige Erkennung von Fitnessproblemen ist wichtig für ein aktives Leben
- Smartwatches können frühzeitig auf gesundheitliche Veränderungen hinweisen

Vital-Code

Erhöhung des nächtlichen Ruhepulses

14
Augenzwinkern
Botschafter des Körpers

Myokymie – unwillkürliche Muskelzuckungen

Wahrscheinlich kennen auch Sie dieses unangenehme Zucken und Puckern, das teilweise in unseren Muskeln auftreten kann. Besonders in den Augenlidern sind diese unwillkürlichen Bewegungen wirklich unangenehm. In meine Praxis kommen häufig Patienten, die sehr besorgt sind, wenn einzelne Muskelfasern plötzlich zucken. Und in der Tat können hinter dieser Erscheinung sogar bedrohliche Erkrankungen stecken. Allerdings sind diese Zuckungen in der Regel eher harmlos. Doch selbst wenn häufig keine bedrohlichen Störungen dahinterstecken, sind Muskelzuckungen ein wertvolles Zeichen in der Präventivmedizin – nämlich als Vital-Code.

Der medizinische Name für diese feinen, unwillkürlichen Muskelkontraktionen ist *Myokymie*. In der Regel sind diese Kontraktionen nur spürbar und für andere oft nicht sichtbar. Dennoch kann dieser Zustand sehr störend sein.

Es gibt verschiedene Ursachen für Myokymie. Zuallererst denken wir an Stress oder Müdigkeit; insbesondere Schlafmangel kann ein häufiger Auslöser für Muskelzuckungen sein. Chronischer Stress führt zur Ausschüttung von Hormonen wie Adrenalin oder Cortisol, die unseren Körper in einen Zustand erhöhter Alarmbereitschaft versetzen. Auch die Muskeln sind dann bereit, zu flüchten oder sich zu wehren. Diese erhöhte

Spannung in der Muskulatur äußert sich häufig in unwillkürlichen Zuckungen.

Der Magnesiumhaushalt – Stress und seine Auswirkungen

Für unsere Betrachtung des Vital-Codes spielt aber ein anderer Zusammenhang eine größere Rolle. Stress führt nämlich nicht nur zur Ausschüttung von Stresshormonen, sondern auch zu einer Veränderung in unserem Elektrolythaushalt – also den Salzen in unserem Körper. In stressigen Zeiten haben wir einen erhöhten Magnesiumbedarf, der oft nicht durch die normale Ernährung gedeckt werden kann. Auch die Aufnahme von Magnesium ist während anstrengender Zeiten vermindert. Stress kann nämlich die Verdauung von Salzen im Magen-Darm-Trakt beeinträchtigen, und die vermehrte Muskelanspannung führt dann zu einem höheren Magnesiumverbrauch. Unsere Muskulatur benötigt Magnesium, um richtig zu funktionieren.

Stress beeinflusst unseren Magnesiumhaushalt negativ auf mehreren Ebenen: durch erhöhte Ausscheidung, gesteigerten Verbrauch und verringerte Aufnahme. Da Magnesium eine entscheidende Rolle bei der Muskelkontraktion und der Muskelentspannung spielt, ist selbst ein leichter Magnesiummangel häufig als erstes Zeichen in der Muskulatur spürbar.

Lassen Sie uns gemeinsam einen kurzen Ausflug in die Physiologie unternehmen – also in die natürliche Funktion unseres Körpers –, um zu verstehen, was hier überhaupt passiert. Für die Muskelkontraktion ist Kalzium ein wichtiges Salz, das die Bindung einzelner Muskelproteine ermöglicht und zur Muskelanspannung führt. Magnesium hingegen ist der natürliche Gegenspieler von Kalzium und fördert die Muskelentspannung, indem es die Kalziumfreisetzung hemmt und den Kalziumeinstrom in die Muskelzelle reduziert. Wenn wir nun einen Magnesiummangel haben, ist dieses sehr empfindliche Gleichgewicht zwischen Kalzium und Magnesium gestört. Der Kalziumeinstrom in die Zellen kann nicht in dem Maße stattfinden, wie es für eine geregelte Muskeltätigkeit notwendig wäre, was zu einer Übererregbarkeit der Muskelzelle führt. Was macht ein Muskel, der zu stark erregt wird? Er zuckt! Das nehmen wir vor allem in den kleinen Muskeln unseres Körpers wahr. Während unauffällige Zuckungen in großen Muskeln, zum Beispiel den Beinmuskeln, oft nicht bemerkt werden, kommt es in den empfindlichen Augenmuskeln relativ schnell zu unwillkürlichen Bewegungen.

Vital-Code Augenzucken – ein frühes Warnsignal

Interessanterweise führt Magnesiummangel nicht nur zu Muskelzuckungen, sondern kann auch andere Funktionen in unserem Körper beeinträchtigen, die wir gerne mit normalen Stressreaktionen in Verbindung bringen. So kann ein Magnesiummangel beispielsweise unseren Schlaf negativ beeinflussen. Wenn dieses Elektrolyt nicht ausreichend vorhanden ist, kann es nicht nur zu erheblichen Schwierigkeiten beim Ein- oder Durchschlafen kommen, auch die Schlafarchitektur wird beeinträchtigt. Das bedeutet, wir wachen in der Nacht häufiger auf und haben insgesamt einen weniger tiefen Schlaf. Wir Mediziner sprechen von einer Schlafeffizienz, die durch Elektrolytstörungen erheblich beeinträchtigt sein kann.

Magnesium aktiviert unter anderem sogenannte Neurotransmitter, also Stoffe, die für die Kommunikation innerhalb des Nervensystems verantwortlich sind. Einer dieser Neurotransmitter ist GABA, die Gamma-Aminobuttersäure. GABA wirkt in unserem Körper wie ein Bremskraftverstärker und führt zu einer Beruhigung und Entspannung des Nervensystems. Ein Medikament, das die Wirkung von GABA im Gehirn steigert, ist Diazepam, besser bekannt als Valium. Dieses Medikament dockt an spezifische Bindungsstellen des sogenannten GABA-A-Rezeptors im Gehirn an und führt zu einer allgemein beruhigenden und entspannenden Wirkung. Insgesamt wirkt eine vermehrte GABA-Aktivität auf uns schlaffördernd, angstlösend und muskelentspannend.

Doch zurück zu unserem Magnesium. Da Magnesium den Neurotransmitter GABA aktiviert, wirkt es indirekt ebenfalls schlaffördernd, angstlösend und muskelentspannend. Die Folgen eines Magnesiummangels sind also klar: schlechter Schlaf, vermehrte psychische Anspannung und angespannte Muskulatur. Und diese angespannte Muskulatur nehmen wir unter anderem als zuckendes Augenlid wahr.

Interessanterweise treten die kleinen Zuckungen häufig vor möglichen anderen Beschwerden auf. Und das macht sie zu einem idealen Vital-Code. Denn noch bevor andere, große Muskelgruppen anfangen, sich zu verkrampfen, und zu Beschwerden wie Rückenschmerzen führen können, zuckt bereits das Auge. Noch bevor wir unsere Schlafarchitektur zerstören, zuckt das Auge. Bevor andere Muskeln in unserem Körper anfangen, unwillkürlich zu zucken – wie zum Beispiel das Herz, welches mit Herzrhythmusstörungen auf einen Magnesiummangel reagieren kann –, zuckt das Auge. Noch bevor Hormone außer Takt geraten und das Risiko für Diabetes erhöhen können oder Verdauungsbeschwerden wie Durchfall oder Verstopfung auftreten, bevor die Knochen- und Zahnsubstanz leidet, wir ständig müde und erschöpft sind, unsere Belastbarkeit abnimmt, wir ständig frieren oder durch Kopfschmerzen und Schwindel geplagt werden: Das Auge zuckt häufig zuerst!

Wir sollten zuckende Muskelfasern also ernst nehmen. Nicht,

weil sie uns in seltenen Fällen auf schwere neurologische Erkrankungen hinweisen können, sondern vor allem, weil sie einen Vital-Code darstellen, einen Indikator für gestörte Regulationsvorgänge in unserem Körper.

Diagnose und Therapie bei Magnesiummangel

Nun stellt sich die Frage, wie wir einen Magnesiummangel zuverlässig erkennen können. Was sollen wir tun, wenn unser Augenlid häufiger zuckt? In einer perfekten Welt könnte man einen Magnesiummangel einfach durch eine Blutuntersuchung feststellen. Und in der Tat gibt es Laboruntersuchungen, die die Menge des Magnesiums in unserem Blut messen können. Allerdings – und hier wird es wieder einmal schwierig – schließt ein normaler Magnesiumwert im Blut einen Mangel nicht aus. Der Körper hält den Magnesiumspiegel im Blut konstant, auch wenn in den Zellen und in den Geweben bereits ein Mangel besteht, denn nur etwa 1 Prozent des Gesamtmagnesiums unseres Körpers befindet sich im Blut.

Doch die geringe Menge des Magnesiums im Blut ist nicht das einzige Problem bei der Diagnose. Auch der Test selbst kann die Entdeckung eines Mangels erschweren. Stress und Anspannung beim Arztbesuch können zu einer kurzfristigen Erhöhung des Magnesiumspiegels im Blut führen und so einen Mangel verschleiern. Deshalb ist es wichtig, auf die Symptome eines Magnesiummangels zu achten. Ich finde es viel aussagekräftiger, wenn ein Patient über Muskelkrämpfe, Herzrhythmusstörungen oder unerklärliche Müdigkeit klagt, als wenn ein leicht verminderter Laborwert vorliegt.

Da die Einnahme von Magnesium in der Regel unproblematisch ist, kann in vielen Fällen eine diagnostische Therapie sinnvoller sein, als teure Labordiagnostik in Anspruch zu nehmen, die uns in den meisten Fällen nicht weiterbringt. Denn selbst eine Therapie mit Magnesiumtabletten birgt bei normalen Dosierungen selten Risiken. Das Bundesinstitut für Risikobewertung empfiehlt, nicht mehr als 250 mg Magnesium pro Tag zusätzlich über Nahrungsergänzungsmittel einzunehmen. Diese Dosis ist sinnvoll, da bereits bei Dosen ab 300 mg pro Tag sehr häufig Durchfall oder andere Magen-Darm-Beschwerden auftreten können.

In sehr hohen Dosen, ab etwa 2500 mg pro Tag, kann es auch zu gefährlichen Nebenwirkungen kommen, wie zum Beispiel Blutdruckabfall oder Muskelschwäche. Bei gesunden Menschen werden diese Mengen in der Regel aber nicht erreicht, da die Magen-Darm-Beschwerden die Einnahme natürlicherweise beschränken. Menschen mit eingeschränkter Nierenfunktion haben jedoch ein höheres Risiko für eine Magnesiumüberdosierung, da ihre Ausscheidung beeinträchtigt ist. Auch einige Medikamente können die Magnesiumaufnahme beeinflussen. Wenn Sie also Nahrungsergänzungsmittel mit Magnesium einnehmen wollen, sprechen Sie doch vorher kurz mit Ihrem Arzt darüber.

Lebensmittel zur Verbesserung des Magnesiumhaushalts

Bei einem Verdacht auf Magnesiummangel kann es sinnvoll sein, den Mangel zunächst durch natürliche Ernährung auszugleichen. Magnesiumreiche Lebensmittel, die Sie vermehrt zu sich nehmen sollten, sind zum Beispiel Vollkornprodukte, Nüsse, Hülsenfrüchte, grünes Blattgemüse und Bananen. Besonders Bananen sind für ihren hohen Magnesiumgehalt bekannt, weshalb sie bei Marathons sehr gerne gegessen werden.

Sie liefern nicht nur schnell verfügbare Kohlenhydrate, sondern auch Kalium und Magnesium, was Muskelkrämpfen und Ermüdungserscheinungen vorbeugt – wichtige Faktoren für Sportler.

Wenn Sie also den Vital-Code »Augenzucken« bei sich bemerken, sollten Sie zuallererst an einen Magnesiummangel denken. Eine Umstellung der Ernährung und gegebenenfalls die Einnahme von Magnesiumpräparaten in Absprache mit Ihrem Hausarzt können helfen. Verbessert sich das Zucken, ist die Reise allerdings noch nicht zu Ende, denn der Grund für den Mangel des Elektrolyts ist ja noch nicht gefunden.

Klar, wenn es draußen heiß ist, Sie viel schwitzen und Sport getrieben haben, ist die Ursache leicht zu finden. Doch häufig ist der Grund nicht so offensichtlich. Gemeinsam mit Ihrem Arzt sollten Sie daher auch über andere Störungen und Erkrankungen nachdenken, die sich wieder auf Ihre Langlebigkeit – auf Lifespan und Healthspan – auswirken können. Chronisch entzündliche Darmerkrankungen, Diabetes, Schilddrüsenüberfunktion oder Erkrankungen der Nieren können ebenfalls zu Magnesiummangel führen. Auch bestimmte Medikamente wie Protonenpumpenhemmer (z.B. Omeprazol oder Pantoprazol), die die Magensäure verringern – und von vielen Patienten leider regelmäßig eingenommen werden –, können Elektrolytstörungen verursachen. Nur wenige Menschen denken bei einem zuckenden Auge, dass die Magentabletten daran schuld sein könnten.

Da wir bei der Suche nach einer medizinischen Erklärung für den Grund aber oft erfolglos bleiben, wird häufig Stress als Auslöser deklariert. Und wie wir bereits wissen, ist Stress ein leiser Killer. Grund genug also, ein zuckendes Auge wirklich ernst zu nehmen.

Gut zu wissen: Muskelzuckungen und Magnesiummangel

Fakten

- Myokymie: medizinischer Begriff für feine, unwillkürliche Muskelkontraktionen
- Häufige Ursachen: Stress, Müdigkeit, Schlafmangel
- Stress führt zu erhöhtem Magnesiumbedarf und verminderter Magnesiumaufnahme

Bis hierhin

- Magnesiummangel stört das Gleichgewicht zwischen Kalzium und Magnesium in der Muskulatur
- Folgen des Magnesiummangels: schlechter Schlaf, psychische Anspannung, Muskelzuckungen
- Blutuntersuchungen sind oft unzuverlässig für die Diagnose eines Magnesiummangels

Wie geht es weiter?

- Therapie: Magnesiumreiche Ernährung oder Nahrungsergänzungsmittel (max. 250 mg/Tag)
- Mögliche Ursachen für Magnesiummangel: chronische Erkrankungen, Medikamente, Stress

15
Stress
Der heimliche Alterungs-beschleuniger

Die HPA-Achse und die Folgen von Stress

Chronischer Stress versetzt unseren Körper in einen dauerhaften Alarmzustand, was zu einer erhöhten Konzentration von Stresshormonen wie Cortisol und Adrenalin führt. Wir Ärzte sprechen von einer durch Stress aktivierten Hormonachse, der sogenannten HPA-Achse. Die Abkürzung »HPA« steht dabei für Hypothalamus, Pituitary (Hirnanhangsdrüse) und Adrenalin (Nebenniere). Diese Achse beschreibt den Weg der hormonellen Stressreaktion. Im Hypothalamus, einer Region in unserem Gehirn, wird als erste Reaktion auf Stress das sogenannte Corticotropin-Releasing-Hormon (CRH) freigesetzt. Dieses stimuliert die Hirnanhangsdrüse zur Ausschüttung des adrenocorticotropen Hormons (ACTH), das die Nebennierenrinde zur Produktion und Freisetzung von Cortisol anregt.

Diese Freisetzung durch die HPA-Achse ist der langsame, aber lang anhaltende Weg der Stressreaktion im Körper. Diese langsame Reaktion ergänzt die schnelle Stressreaktion über das sympathische Nervensystem sowie die Ausschüttung von Adrenalin. Bei chronischem Stress kann es nun zu Fehlregulationen in dieser Achse kommen. Zum einen kann eine Überaktivität der HPA-Achse den Cortisolspiegel erhöhen, was neben den allgemein bekannten Stresssymptomen wie Schlafstörungen, Reizbarkeit und Stimmungsschwankungen auch zu gravierenden

Stoffwechselproblemen wie Diabetes, Heißhungerattacken und Gewichtszunahme führen kann. Bluthochdruck und ein erhöhtes Risiko für Herzerkrankungen können direkte Folgen dieser Achsenstörung sein. Bei Männern kommt es häufiger zu Potenzstörungen, während bei Frauen Zyklusstörungen auftreten können. Zudem besteht eine erhöhte Infektanfälligkeit aufgrund eines geschwächten Immunsystems.

Obwohl der Cortisolspiegel eigentlich zu vermehrter Wachheit führen sollte, kann es paradoxerweise zu Müdigkeit und Konzentrationsproblemen kommen. Auch eine Unteraktivität der HPA-Achse kann infolge von chronischem Stress entstehen, was zu erniedrigten Cortisolspiegeln führt. Auch hier treten Schlafstörungen und Probleme des Immunsystems auf. Ängste, Niedergeschlagenheit sowie verminderte Tagesenergie und Konzentrationsstörungen sind die Folgen. Diese Beschwerden sind landläufig als »Burn-out« bekannt.

Epigenetische Modifikationen und beschleunigte Alterung

In wissenschaftlichen Untersuchungen der letzten Jahre sind wir Ärzte auf ein anderes Phänomen aufmerksam geworden: die sogenannten epigenetischen Modifikationen, die durch eine gestörte HPA-Achse verursacht werden. Und diese Modifikationen könnten zu einer beschleunigten Alterung beitragen. Die epigenetischen Modifikationen betreffen vor allem Veränderungen an unserer Erbsubstanz, der DNA. Diese Veränderungen sind prinzipiell reversibel, können also rückgängig gemacht werden, was sie von tatsächlichen Mutationen in unserem Erbgut unterscheidet.

Eine wichtige epigenetische Modifikation ist die DNA-

Methylierung. Hierunter versteht man das Anhängen von chemischen Methylgruppen an bestimmte DNA-Basen, was das Ablesen der genetischen Informationen verändert. In der Regel hemmt die Methylierung der DNA die Ablesbarkeit der genetischen Informationen. Heutzutage existieren sogar Gentests, die genau diese Methylierungen nachweisen und mit hoher Genauigkeit unser biologisches Alter bestimmen können. Dazu werden mit einem Wattestäbchen Zellen der Mundschleimhaut abgerieben und an ein Labor geschickt. Dieses führt dann die Methylierungsuntersuchung durch und vergleicht die Ergebnisse mit einer großen Datenbank. So könnten wir den Zustand unserer biologischen Uhr messen und mit unserem kalendarischen Alter abgleichen. Sind wir vielleicht älter, als unser Geburtstag verrät? Sollten wir die Jahre, die unsere biologische Uhr anzeigt, vielleicht eher feiern als die Kalenderjahre? Ich könnte mir vorstellen, dass in der Zukunft tatsächlich zwei Geburtstage gefeiert werden: der kalendarische Geburtstag und das biologische Alter.

In genau diesen Methylierungsprozess kann chronischer Stress eingreifen und uns schneller altern lassen. Die gute Nachricht ist: Epigenetische Modifikationen sind, wie gesagt, prinzipiell reversibel und eher als ein dynamischer Prozess über unsere Lebensspanne zu verstehen. Wir können diesen Alterungsprozess im Laufe des Lebens durchaus zu unseren Gunsten steuern. Es ist also nie zu spät, über unseren Stress im Leben nachzudenken. Wenn wir unseren Stress normalisieren, verlängern wir sowohl unsere Healthspan als auch unsere Lifespan.

Aber wie kann ich herausfinden, ob mein Leben aktuell zu viel Stress enthält und ich anfange zu methylieren? Schließlich kann ich den Methylierungsgrad nicht beim morgendlichen Blick in den Spiegel erkennen. Ich habe zwar morgens im Bad häufig das Gefühl, dass ich in letzter Zeit ziemlich methyliert bin, doch letztendlich ist das nur ein Biohacker-Begriff für »ich sehe furchtbar aus«.

Anzeichen und Messgrößen für innere Anspannung

In der Tat hilft uns die Herzfrequenzvariabilität (HRV) beim Erkennen unserer Stressreaktionen. Denn wie bereits erwähnt, reagiert unser Herz auf Stress mit einer Abnahme der Herzfrequenzvariabilität, was bedeutet, dass unser Rhythmus starrer wird. Die Veränderung der Zeitabstände zwischen den einzelnen Herzschlägen bietet einen hervorragenden Aufschluss über den Zustand unseres autonomen Nervensystems. Lange bevor wir an eine Messung von Cortisol im Blut, Urin oder Speichel denken, sollten wir einen Blick auf unsere Smartwatch werfen.

Es gibt jedoch noch weitere Vital-Codes, die auf eine erhöhte Anspannung und eine Aktivierung der HPA-Achse hinweisen. Wenn wir plötzlich unter vermehrten Hautekzemen, Schuppenbildung oder Akne leiden, könnte genau diese Stressachse dafür verantwortlich sein. Teilweise »raufen wir uns die Haare« vor Anspannung. Dieses geflügelte Wort ist sicher nicht ohne Grund entstanden, denn chronischer Stress kann tatsächlich zu Haarausfall führen.

Weitere Vital-Codes sind Schwindelsymptome oder Tinnitus, also Ohrgeräusche. Besonders wenn diese mit Nackenschmerzen, Verspannungen oder einem Druck im Kiefergelenk einhergehen, können sie auf Zähneknirschen hinweisen. Dieser sogenannte *Bruxismus* kann in der Tat durch chronischen Stress ausgelöst werden. Mehrere Studien haben einen signifikanten Zusammenhang zwischen Stress und Bruxismus festgestellt. Insbesondere nächtliches Zähneknirschen ist oft mit erhöhtem Stress und unzureichenden Bewältigungsstrategien verbunden. Daher besteht auch ein Zusammenhang zwischen dem Zähneknirschen und Biomarkern wie Cortisol oder Adrenalin.

Vielleicht ist also der Zahnarzt der beste Indikator für eine Aktivierung der HPA-Achse, vermehrte Methylierungsprozesse in Ihrer DNA und ein erhöhtes Risiko für Ihre Langlebigkeit – nämlich genau dann, wenn er feststellt, dass Ihre Zähne Schäden durch das Knirschen aufweisen. Natürlich können wir die Zahnsubstanz schützen, indem wir nächtliche Schienen tragen. Das ursprüngliche Problem und die beschleunigte Alterung werden dadurch allerdings nicht behoben.

Die richtige Balance zwischen Anspannung und Entspannung finden

Wie wir chronischem Stress begegnen sollten, würde ganze Bücher füllen. Ich kann nur raten, sich an einen Profi zu wenden. Das muss nicht unbedingt ein Arzt sein; auch Psychologen oder sogar Meditationstrainer könnten die richtigen Ansprechpartner sein. Viele wissenschaftliche Untersuchungen konnten belegen, dass Entspannungstechniken wahre Wunder bewirken können. Natürlich wäre es ideal, wenn wir Stressauslöser in unserem Leben komplett vermeiden könnten. Aber das ist eher Wunschdenken, denn das moderne Leben ist voller Stressfaktoren.

Und übrigens: Es ergibt überhaupt keinen Sinn, Stress völlig aus dem Leben verbannen zu wollen. Stress ist wichtig für unseren Körper. Wir müssen uns immer wieder ein wenig aus der Balance bringen, um Reparaturprozesse anzuregen. Lassen Sie mich das mit einem einfachen Beispiel verdeutlichen: Wenn wir die Muskulatur oder das Herz-Kreislauf-System durch sportliche Aktivitäten trainieren, kommt es zunächst zu Zellschädigungen. Beim Krafttraining werden zum Beispiel Muskelfasern zerrissen, die dadurch aber einen Wachstumsreiz bekommen, um sich für die Zukunft zu stärken. Dies sehen wir dann im Muskelwachstum. Auch bei einer Herz-Kreislauf-Belastung wie einem Langstreckenlauf kommt es zu Anpassungsvorgängen im Körper, die uns besser auf zukünftige Belastungen vorbereiten.

Diese Reparaturprozesse werden häufig durch Entzündungen in den Zellen gestartet. Wenn wir diese Entzündungen nun aber durch beispielsweise entzündungshemmende Medikamente blockieren, verhindern wir auch den Trainingseffekt. Sportmedizinische Untersuchungen haben gezeigt, dass eine Vitamin-C-Gabe direkt nach dem Training den Effekt dieses Trainings deutlich vermindert. Wir brauchen also die leichte Schädigung in unserem Körper, um uns für die Zukunft zu stärken.

Es ergibt also keinen Sinn, wenn wir uns ein komplett stressfreies Leben wünschen. Wir brauchen die richtige Balance zwischen Anspannung und Entspannung.

Ich selber bin ein totaler Fan von körperlicher Aktivität als Stressbewältigungsmaßnahme, vor allem nachdem mein Selbstversuch mit dem Meditationsstirnband so in die Hose gegangen ist. Besonders wenn die Aktivität im hochintensiven Bereich stattfindet, kann sie unsere HPA-Achse positiv beeinflussen. Ein hochintensives Training führt zwar kurzfristig zu einer Aktivierung der HPA-Achse, jedoch kann regelmäßiges Training langfristig die Stressresistenz verbessern und zu einer besseren Regulation dieser Achse beitragen. Auch wenn die Cortisolausschüttung während des Trainings erhöht ist, führt langfristiges Training zu einer verbesserten Cortisolregulation.

In den letzten Jahren hat sich gezeigt, dass sich vor allem Zustände im hohen Intensitätsbereich positiv auf unseren Körper auswirken. Wir müssen hierbei kein ausgiebiges hochintensives Intervalltraining (HIIT) durchführen, es ergibt aber durchaus Sinn, sich mehrmals am Tag so zu verausgaben, dass man außer Atem kommt. Sie sollten natürlich vorher mit Ihrem Arzt klären, ob Ihr Gesundheitszustand aktuell solche Belastungen zulässt. Aber generell gesprochen dürfen wir uns durchaus etwas fordern. Vielleicht sogar etwas mehr.

Aber auch das andere Extrem, nämlich Achtsamkeitsmeditation, kann uns dabei helfen, Stress abzubauen und die Aktivität der HPA-Achse zu reduzieren. In der westlichen Welt hat sich die achtsamkeitsbasierte Stressreduktion (*Mindfulness-Based Stress Reduction,* MBSR) als Therapie besonders hervorgetan. Diese Methode, die in den späten 1970er-Jahren von Jon Kabat-Zinn in den USA entwickelt wurde, kombiniert verschiedene Achtsamkeitstechniken wie Meditation, Yoga und Körperwahrnehmungsübungen. Typischerweise wird MBSR als achtwöchiges Programm angeboten. Sprechen Sie ruhig einmal mit Ihrem Hausarzt, wenn Sie Interesse an einem solchen Kurs haben. Es gibt wahrscheinlich sogar Stressbewältigungskurse in Ihrer Nähe.

Gut zu wissen: Chronischer Stress und Alterung

Fakten

- Chronischer Stress aktiviert die HPA-Achse (Hypothalamus-Hypophysen-Nebennieren-Achse)
- Überaktivität der HPA-Achse führt zu erhöhten Cortisolspiegeln
- Stress kann epigenetische Modifikationen verursachen, insbesondere DNA-Methylierung
- Epigenetische Veränderungen können zu beschleunigter Alterung beitragen

Bis hierhin

- Herzfrequenzvariabilität (HRV) ist ein Indikator für Stressbelastung
- Stresssymptome: Hautprobleme, Haarausfall, Schwindel, Tinnitus, Zähneknirschen

Wie geht es weiter?

- Stressbewältigung durch körperliche Aktivität und Achtsamkeitsmeditation (z. B. MBSR)
- Balance zwischen Anspannung und Entspannung ist wichtig

Vital-Code

Zähneknirschen, Tinnitus, Schwindel

16
Schlaf
Das unterschätzte Elixier

Schlafstörungen und Krankheitsrisiken

Können wir Stress einfach wegschlafen? Ich fürchte, es ist nicht ganz so einfach. Wir wissen zwar, dass gesunder Schlaf enorm wichtig ist und der Körper gerade in stressigen Zeiten besonders viel Regeneration benötigt. Auf der anderen Seite kann sich Stress allerdings auch negativ auf unseren Schlaf auswirken und Schlafstörungen verursachen. Schlechter Schlaf wiederum erhöht den Cortisolspiegel und bedeutet für uns zusätzlichen Stress.

Wenn wir einen medizinischen Blick auf Schlafstörungen werfen, kann uns angst und bange werden. Schlechte Schlafqualität ist zum Beispiel mit einem erhöhten Risiko für Herz-Kreislauf-Erkrankungen und einem frühzeitigen Tod verbunden. Personen mit Schlafstörungen sind statistisch gesehen bis zu sieben Jahre früher von Herz-Kreislauf-Erkrankungen betroffen als gesunde Schläfer.

Ja, schlechter Schlaf macht uns krank. Es gibt zahlreiche wissenschaftliche Studien, die den Einfluss von Schlaf auf die Lebenserwartung untersuchen. Eine bedeutende ist die JACC-Studie aus Japan, bei der über 100 000 Menschen im Alter von 40 bis 79 Jahren über ihre Schlafgewohnheiten befragt wurden und deren Gesundheitszustand über einen Zeitraum von zehn Jahren beobachtet wurde. Die Ergebnisse zeigten, dass die Teilnehmer, die jede Nacht zwischen 6,5 und 7,5 Stunden schliefen, die höchste Lebenserwartung hatten. Wer hingegen regelmäßig weniger als 4,5 Stunden oder mehr als acht Stunden schlief, hatte ein teils erheblich höheres Sterberisiko. In extremen Fällen lag das Sterberisiko sogar um 30 Prozent höher.

Schlafstörungen und Schlafmangel steigern das Risiko für eine Vielzahl von Erkrankungen, darunter Depressionen, Angststörungen, Parkinson und Demenz. Darüber hinaus steigt die Wahrscheinlichkeit für Stoffwechselerkrankungen um 35 Prozent, für Herzinfarkte um 50 Prozent und für Schlaganfälle sogar um das Doppelte.

Telomere – die Verbindung zwischen Schlaf und Alterung

Übermüdung beeinträchtigt zudem Gedächtnis und Reaktionsfähigkeit. Eine kanadische Studie legt nahe, dass Menschen, die weniger als vier Stunden Schlaf pro Nacht bekommen, kognitiv acht Jahre älter wirken, als sie tatsächlich sind. Genauso fühle ich mich übrigens nach einer durchwachten Nacht. Ich sehe nicht nur komplett durchmethylsiert aus, sondern bin kognitiv auf dem Niveau einer Schnecke – *no offence* zur Schnecke.

Während die negativen Auswirkungen von Schlafmangel gut erforscht sind, bleibt die Frage, warum auch zu viel Schlaf die Lebenserwartung verringern kann, bisher unbeantwortet. Eine mögliche Erklärung ist, dass übermäßiges Schlafen das Immunsystem überstimuliert und es dadurch anfälliger für Störungen macht.

Schlechter Schlaf führt zum Verlust von gesunden Lebensjahren, verkürzt also unsere Healthspan. Wahrscheinlich trägt schlechter Schlaf auch zu einer verminderten Lebenszeit und einer erhöhten Alterung bei. Der Schlüssel hierfür könnten die sogenannten Telomere sein.

Telomere sind spezielle Strukturen an den Enden unserer

Chromosomen und wirken ein wenig wie schützende Kappen. Man kann sie sich wie die Plastikenden an Schnürsenkeln vorstellen, die verhindern, dass diese ausfransen. Jedes Mal, wenn sich eine Zelle teilt, werden die Telomere ein bisschen kürzer. Das ist ein natürlicher Teil des Alterungsprozesses. Wenn die Telomere zu kurz werden, kann sich die Zelle nicht mehr richtig teilen. Sie wird dann entweder absterben oder aufhören, ihre Aufgaben gut zu erfüllen. Deshalb betrachten viele Wissenschaftler die Länge der Telomere als eine Art »biologische Uhr«, die zeigt, wie alt unsere Zellen tatsächlich sind, unabhängig davon, wie alt wir laut Kalender sind.

Übrigens gibt es in unserem Körper ein spezielles Enzym namens Telomerase, das die Telomere wieder verlängern kann. Dies geschieht beispielsweise in Stammzellen. Forscher untersuchen, ob man diesen Prozess nutzen könnte, um das Altern zu verlangsamen oder altersbedingte Krankheiten zu behandeln.

Aber zurück zum Schlaf und dessen Wirkung auf unsere Alterungsprozesse. Einige Studien deuten darauf hin, dass chronischer Schlafmangel zu einer beschleunigten Verkürzung genau dieser Telomere führen kann, was mit einer beschleunigten zellulären Alterung in Verbindung gebracht werden könnte. Wenn Sie sich das nächste Mal abends ins Bett legen, denken Sie also daran, dass Sie gerade aktive Telomer-Pflege betreiben und dadurch viele Alterungsprozesse verlangsamen.

Schlafmangel und sein Einfluss auf Hunger und Hormone

Aber woran erkennen wir nun einen schlechten Schlaf? Ist Müdigkeit am Tag wirklich das Hauptsymptom, oder gibt es auch hier einen Vital-Code, der uns hellhörig machen sollte? In der Tat gibt es Symptome, die uns verdeutlichen sollten, dass wir unter schlechtem Schlaf leiden. Vielleicht kennen Sie das ja: diese Heißhungerattacken, insbesondere auf zuckerhaltige und kohlenhydratreiche Lebensmittel. Oft bringen wir unsere Ernährungsgelüste nicht mit dem Nachtschlaf in Verbindung. Das sollten wir aber, denn hier versteckt sich ein wirklich wichtiger Vital-Code.

Wenn wir an chronischem Schlafmangel leiden, wird in unserem Körper weniger vom Sättigungshormon Leptin ausgeschüttet. Dieses Hormon signalisiert unserem Gehirn normalerweise, dass wir satt sind. Mit einer geringeren Menge dieses Hormons verspüren wir ein verstärktes Hungergefühl. Gleichzeitig steigt der Spiegel unseres »Hungerhormons« Ghrelin an, was, wie Sie sich sicher denken können, zu einem gesteigerten Appetit führt.

Und während wir wie Zombies durch unsere Hormone gesteuert den Kühlschrank plündern, treffen die aufgenommenen Kalorien auf ein durch Schlafmangel gestörtes Hormonsystem. Menschen, die schlecht schlafen, haben nämlich eine beeinträchtigte Glukosetoleranz. Diesen Zustand kennen Sie bereits von der Insulinresistenz; das war diese Stoffwechselstörung mit dem Vital-Code der Stielwarzen im Nacken. Wenn wir nun unausgeschlafen unter dem Einfluss unserer Schlecht-Schlaf-Hormone Nahrung in unseren Körper bringen, der bereits einen gestörten Glukosestoffwechsel hat, wird jede aufgenommene Kalorie besonders gerne im Fettdepot gehalten.

Jetzt mögen Sie sagen: Okay, jetzt, wo ich die Zusammenhänge kenne, kann ich ja versuchen, mich zu zügeln. Aber weit gefehlt: Denn Müdigkeit schwächt auch unsere Selbstkontrolle und damit die Fähigkeit, Essimpulsen zu widerstehen. Unausgeschlafen wollen wir einfach gerne hochkalorische Nahrung zu uns nehmen. Und vielleicht hat sich die Natur ja etwas dabei gedacht: dass wir in Zeiten von Stress oder Gefahr nach zusätzlichen Energiereserven suchen.

Wenn wir von Heißhungerattacken geplagt werden, sollten wir also an einen schlechten Nachtschlaf denken und mit unserem Hausarzt darüber sprechen. Dieser kann eine schlafdiagnostische Untersuchung in Auftrag geben, die Schlafstörungen effektiv diagnostizieren kann. Diese Untersuchung kann lebensrettend sein und ist eine wichtige Maßnahme für Ihre Langlebigkeit.

Es erstaunt mich immer wieder, wie stark die anfangs in diesem Buch erwähnten Probleme wie Insulinresistenz und chronische Entzündungen den Alterungsprozess beeinflussen. Zudem gibt es unzählige Wege, wie diese Prozesse gestört werden können! Es wird immer deutlicher, dass die vielfältigen Risiken unseres modernen Lebensstils letztlich zu genau diesen Stoffwechselproblemen führen. Wenn wir also lange gesund bleiben wollen, müssen wir unbedingt unseren Zuckerstoffwechsel und die Entzündungen in unserem Körper im Blick behalten.

Gut zu wissen: Schlaf und Gesundheit

Fakten

- Zu wenig (< 4,5 Std.) oder zu viel (> 8 Std.) Schlaf erhöhen das Sterberisiko
- Schlafmangel erhöht das Risiko für verschiedene Erkrankungen:
  - Herz-Kreislauf-Erkrankungen (+ 50 % Herzinfarktrisiko)
  - Stoffwechselerkrankungen (+ 35 %)
  - Schlaganfall (Risiko verdoppelt)
  - Depressionen, Angststörungen, Parkinson, Demenz

Bis hierhin

- Schlafmangel beschleunigt zelluläre Alterung durch Verkürzung der Telomere
- Schlechter Schlaf beeinflusst Hormone und Stoffwechsel:
  - Weniger Leptin (Sättigungshormon)
  - Mehr Ghrelin (Hungerhormon)
  - Beeinträchtigte Glukosetoleranz

Vital-Code

Heißhungerattacken, besonders auf Zucker und Kohlenhydrate

17

UPFs

Die versteckte Gefahr in unserer Nahrung

Die Gesundheitsrisiken von Ultra-Processed Foods

Kennen Sie UPFs? Ich fürchte, Sie kennen UPFs besser, als Ihnen lieb ist.

UPF steht für *ultra-processed foods,* also stark verarbeitete Lebensmittel. Diese spielen eine wesentliche Rolle bei der Entstehung vieler Krankheiten. Und mehr noch: Der häufige Konsum von UPFs macht uns nicht nur krank, sondern kann unsere Lebenserwartung verkürzen. Und zwar nicht nur ein wenig, sondern dramatisch! Die Sterblichkeit von Menschen, die regelmäßig stark verarbeitete Lebensmittel konsumieren, ist um bis zu zwei Drittel erhöht. Für moderne Biohacker sind UPFs das, was Cholesterin für Ärzte in den 1980er-Jahren war: das Feindbild Nummer eins. Direkt aus der Hölle, direkt in die Hölle.

Ein Ansatz beim Thema »gesunde Ernährung« besteht darin, Lebensmittel nicht nach ihren Nährstoffen, sondern nach ihrem Verarbeitungsgrad einzuteilen. Wenn ich zum Beispiel einen Apfel vom Baum pflücke und ihn sofort esse, dann ist dieser Apfel komplett unverarbeitet. Wenn ich ihn davor schäle, bleibt er immer noch ein Apfel, nur minimal durch mich als Konsumenten verarbeitet. Alles im grünen Bereich. Wenn ich diesen Apfel allerdings pflücke, ihn noch mit Zucker nachsüße, daraus Apfelmus herstelle, etwas Verdickungsmittel hinzufüge, ein paar zusätzliche Aromen und Farbstoffe beimische und das Ganze in eine Kunststofftüte fülle, dann ist es kein Apfel mehr. Auch wenn ich bunte Bilder von einem Apfel auf die Verpackung drucke. Es handelt sich dann um ein hoch verarbeitetes Lebensmittel – ein UPF. Es fällt mir schwer zu verstehen, warum Eltern ihren Kindern nicht einfach einen Apfel mit in die Schule geben, sondern auf die hoch verarbeitete Variante zurückgreifen.

Die NOVA-Klassifikation – Einteilung der Lebensmittel nach Verarbeitungsgrad

In den 2010er-Jahren entwickelte eine brasilianische Forschergruppe die sogenannte *NOVA-Klassifikation*. Diese Einteilung geht über die klassische Betrachtung von Nährwerten hinaus und rückt den Verarbeitungsgrad der Lebensmittel in den Mittelpunkt. Die NOVA-Klassifikation unterteilt Lebensmittel in vier Gruppen.

Gruppe 1: Unbearbeitete und minimal verarbeitete Lebensmittel

An erster Stelle stehen die unbearbeiteten oder nur minimal verarbeiteten Lebensmittel. Hier würden wir unseren Apfel wiederfinden, aber auch Nüsse, Samen, Fleisch, Fisch, Eier und Milch. Diese Lebensmittel wurden vielleicht gewaschen, geschnitten oder gekühlt, es wurden aber keine zusätzlichen Zutaten hinzugefügt. In gesundheitlicher Hinsicht bilden sie das Fundament einer gesunden Ernährung.

Gruppe 2: Verarbeitete kulinarische Zutaten
Die zweite Gruppe umfasst verarbeitete kulinarische Zutaten wie Öle, Butter, Zucker, Salz und Essig. Diese Zutaten werden meist in kleinen Mengen verwendet, um den Geschmack und die Textur von Speisen zu verbessern. Obwohl sie verarbeitet sind, bleiben sie oft gut erkennbar und können in Maßen genossen Teil einer ausgewogenen Ernährung sein.

Gruppe 3: Verarbeitete Lebensmittel
In der dritten Gruppe verabschieden wir uns von den einzelnen Zutaten und betrachten ganze Lebensmittel. Diese entstehen durch die Kombination von unverarbeiteten Lebensmitteln und verarbeiteten kulinarischen Zutaten – also aus den Gruppen 1 und 2. Typische Vertreter dieser Kategorie sind Brot, Käse, Marmeladen und eingelegtes Gemüse. Sie sind in der Regel noch als Versionen der ursprünglichen Lebensmittel erkennbar, wurden aber durch den Verarbeitungsprozess verändert.

Gruppe 4: Ultra-verarbeitete Lebensmittel (UPFs)
Die letzte, vierte Gruppe, die ultra-verarbeiteten Lebensmittel (UPFs), umfasst industriell hergestellte Produkte mit einer Vielzahl von Zutaten. Oft finden sich hier Substanzen, die in einer normalen Küche nicht verwendet werden, wie künstliche Aromen, Farbstoffe, Emulgatoren und Stabilisatoren. Zu dieser Kategorie gehören Fertiggerichte, Softdrinks, Süßigkeiten, Snacks und industriell hergestelltes Brot. Diese Lebensmittel sind oft stark von ihrer ursprünglichen Form entfernt und enthalten typischerweise hohe Mengen an Zucker, Fett und Salz.

Wenn Sie jetzt verständlicherweise keine Lust haben, diese Klassifikation auswendig zu lernen, können Sie es wie Michael Pollan machen. Der bekannte US-amerikanische Autor und

Ernährungsaktivist schlägt vor, dass wir nichts essen sollten, was die eigene Großmutter nicht als Essen erkennen würde. Und wenn ich an meine Oma denke, hätte sie wirklich nicht verstanden, was in diesen kleinen Plastikbeuteln ist, das im Entferntesten an Äpfel erinnert.

Die bittere Wahrheit ist: Menschen, die viele Fertiggerichte essen, erkranken häufiger an Krebs oder entwickeln Herz-Kreislauf-Beschwerden und müssen mit einem verkürzten Leben rechnen. Aber auch andere stark verarbeitete Lebensmittel wie Tiefkühlpizza, Fast Food, Chips, Wurst, Schokolade, Eiscreme oder süße Limonaden gelten zu Recht als ungesund. Sie enthalten oft zu viele Kalorien, schlechte Fette, Salz und Zucker und zu wenige Vitamine und Ballaststoffe. Eine Ernährung, die hauptsächlich aus solchen Produkten besteht, erhöht das Risiko für Übergewicht, Diabetes und damit verbundene Krankheiten. Es ist jedoch noch nicht eindeutig belegt, ob diese negativen Auswirkungen primär auf die ungünstige Nährstoffzusammensetzung, die hohe Kaloriendichte oder die industrielle Verarbeitung zurückzuführen sind. Neuere Hinweise deuten darauf hin, dass gerade die Verarbeitungsart eine wesentliche Rolle spielt. Außerdem besteht eine klare Korrelation zwischen Verarbeitungsgrad und Nährstoffzusammensetzung: Je stärker ein Lebensmittel verarbeitet ist, desto ungünstiger ist in der Regel sein Nährstoffprofil.

Es gibt jedoch Ansätze, die Verarbeitungsprozesse so zu verändern, dass gesündere Lebensmittel entstehen. Aber diesbezüglich ist unsere Gesellschaft noch ganz am Anfang. Heute gilt noch die Faustregel: Ein hoher Konsum von stark verarbeiteten Lebensmitteln ist ein Indikator für eine ungesunde Ernährung und einen ungünstigen Lebensstil, der mit einem erhöhten Risiko für Herz-Kreislauf-Erkrankungen und einer höheren Sterblichkeitsrate verbunden ist.

Wissenschaftliche Belege – UPFs und das erhöhte Sterblichkeitsrisiko

In der NutriNet-Santé-Studie untersuchten Epidemiologen den Zusammenhang zwischen dem Konsum von hoch verarbeiteten Lebensmitteln und dem Auftreten von Herz-Kreislauf-Erkrankungen bei über 100 000 Erwachsenen über einen Zeitraum von fast sechs Jahren. Die Teilnehmer wurden zu Beginn der Studie und dann alle sechs Monate zu ihrer Ernährung und ihrem Gesundheitszustand befragt. Die Forscher verwendeten die oben genannte NOVA-Klassifikation, um den Anteil hoch verarbeiteter Lebensmittel in der Ernährung zu bestimmen, also der UPFs. Die Ergebnisse zeigten, dass Personen mit dem höchsten Konsum an hoch verarbeiteten Lebensmitteln ein um 23 Prozent erhöhtes Risiko für Herz-Kreislauf-Erkrankungen hatten, selbst nachdem Lebensstil- und andere Risikofaktoren berücksichtigt wurden. Auch das Risiko für koronare Herzkrankheit und Schlaganfall war erhöht.

In einer weiteren Studie aus dem Norden Spaniens untersuchten Forscher den Zusammenhang zwischen dem Konsum von hoch verarbeiteten Lebensmitteln und der Sterblichkeitsrate bei fast 20 000 Universitätsabsolventen über einen Zeitraum von durchschnittlich zehn Jahren. Die Teilnehmer wurden basierend auf der Anzahl der täglich verzehrten Portionen Fertignahrung ebenfalls in vier Gruppen eingeteilt. Die Ergebnisse zeigten, dass Personen, die mehr als vier Portionen Fertignahrung pro Tag konsumierten, eine um 62 Prozent höhere Sterblichkeitsrate hatten als diejenigen, die weniger als zwei Portionen zu sich nahmen. Zwei Drittel! Für jede zusätzliche Portion Fertignahrung stieg die Sterblichkeitsrate um 18 Prozent über einen Zeitraum von zehn Jahren. Dieser Effekt war bei älteren und übergewichtigen Teilnehmern sogar noch stärker ausgeprägt. Die Haupttodesursache in dieser Altersgruppe war Krebs.

Frühere Studien haben ebenfalls einen Zusammenhang zwischen dem Konsum von hoch verarbeiteten Lebensmitteln und einem erhöhten Krebsrisiko festgestellt. Es wird vermutet, dass hoch verarbeitete Lebensmittel das Leben jüngerer Menschen vor allem durch Krebs und das Leben älterer Menschen durch Herzinfarkte und Schlaganfälle verkürzen könnten.

Richtig schlechte Nachrichten für alle, die einen Apfel aus der Tüte lieber essen als vom Baum.

Verarbeitete Lebensmittel führen zu Entzündungen und Geschmacksveränderungen

Aber warum ist das so? Warum führt gerade der Konsum von diesen hoch verarbeiteten Lebensmitteln zu gesundheitlichen Problemen? Wahrscheinlich spielen auch hier Entzündungsreaktionen eine große Rolle. Letztendlich landen wir immer wieder bei den gleichen biologischen Mechanismen, die unsere Gesundheit und Alterungsprozesse beeinflussen.

Wissenschaftler haben einen deutlichen Zusammenhang zwischen dem Konsum hoch verarbeiteter Lebensmittel und erhöhten Entzündungsmarkern feststellen können. Ob der hohe Gehalt an Zucker, Salz oder ungesunden Fetten daran schuld ist oder eher eine Veränderung der Darmflora, wird von den Wissenschaftlern noch intensiv diskutiert. Auf jeden Fall können UPFs die Freisetzung von Entzündungsmediatoren negativ beeinflussen. Eine mediterrane Diät, die arm an hoch verarbeiteten Lebensmitteln ist und eher auf frische Zutaten setzt, gilt als Antientzündungsdiät. Menschen, die sich hauptsächlich mediterran ernähren, haben nur geringe Entzündungsmarker im Blut.

Wenn wir unsere Entzündungsprozesse im Griff haben, haben wir einen großen Teil unserer Alterungsprozesse im Griff. Wenn wir außerdem darauf achten, unseren Insulinspiegel nicht unnötig zu erhöhen, indem wir die Zufuhr einfacher Kohlenhydrate reduzieren, haben wir schon sehr viel bezüglich unserer Longevity gewonnen.

Aber woran merken wir, dass wir zu viele hoch verarbeitete Lebensmittel konsumieren? Was ist der Vital-Code? Sicher, ein Blick in unseren Kühlschrank würde uns weiterhelfen. Aber es gibt auch Hinweise von unserem Körper, die wir nur richtig deuten müssen. Einer der interessantesten Hinweise sind Geschmacksveränderungen. Ein ständiger Konsum von UPFs kann nämlich unseren Geschmackssinn beeinträchtigen, da diese ultrahoch verarbeiteten Lebensmittel unter anderem durch ihren besonders intensiven Geschmack auffallen. Sie fühlen sich beim Essen einfach großartig an, bieten ein tolles Mundgefühl und schmecken kräftig. Und genau das macht sie besonders gefährlich. Diese intensiven Geschmacksrichtungen können unseren Geschmackssinn regelrecht abstumpfen lassen – wir gewöhnen uns sozusagen an die intensiven Essenserlebnisse. Das bemerken wir häufig zuerst daran, dass natürliche und nicht verarbeitete süße Lebensmittel nicht mehr so gut schmecken wie früher. Sie erscheinen uns nicht mehr so süß. Drama!

Diese Abstumpfung gegenüber weniger intensiven Geschmackserlebnissen wird von uns häufig rationalisiert. Wir behaupten dann, die Industrie habe die moderne Ernährung so verändert, dass die Lebensmittel einfach nicht mehr so gut schmecken wie in unserer Kindheit. Aber das ist falsch! Der Apfel vom Baum schmeckt heute in der Regel noch genauso süß wie früher. Wir haben jedoch andere Erlebnisse von Süße, sodass wir den Apfel einfach nicht mehr wertschätzen können. *Fifty shades of sweet* ist einer einzigen *shade of sweet* gewichen: Nicht nur süß, sondern UPF-süß!

Die Industrie hat nicht die natürlichen Lebensmittel verändert, sondern die verarbeiteten Produkte. Sie hat sie »laut« gemacht, sodass wir die leisen Töne nicht mehr wahrnehmen. Natürlich – und das steht außer Frage – hat unreif geerntetes Obst und Gemüse, das über den halben Erdball zu uns transportiert wird, nicht mehr dasselbe Geschmackserlebnis, als würden wir es vor Ort essen. Aber lokales Obst und Gemüse sollte auch heute noch extrem schmackhaft sein – wenn wir nicht unser eigenes Geschmackserlebnis versaut hätten.

Wenn Sie also feststellen, dass Sie beim Essen einfacher Lebensmittel nicht mehr die gleiche Freude empfinden und ein innerliches Verlangen nach frittierten Speisen, Gegrilltem oder Fertigprodukten verspüren, sollten die Alarmglocken läuten. Wenn dann noch Ihre Entzündungswerte im Blut erhöht sind, sollten Sie Ihr Ernährungsverhalten wirklich kritisch überdenken.

Verzichten Sie für eine Weile komplett auf Lebensmittel der NOVA-Klassifikation Klasse 4 und ernähren Sie sich überwiegend von Lebensmitteln der Klassen 1 und 2. Gehen Sie auf den lokalen Markt und kochen Sie selbst. Lassen Sie nach einiger Zeit die Entzündungsparameter erneut in Ihrer Arztpraxis testen. Sie werden überrascht sein, welche positiven Auswirkungen eine gesunde Ernährung auf Ihren Körper haben kann.

Und merken Sie sich, was *ultra-processed foods* wirklich sind, wofür UPF wirklich steht: für unverdauliches Plastik-Food, für unfassbar praktische Faulheitsförderer und für unnötig pappige Füllstoffe. Und vor allem für einen unerwarteten Pfad zur Friedhofsruhe. Goodbye Longevity.

Gut zu wissen: Ultra-processed foods *haben große Auswirkungen auf unsere Lebenserwartung*

Fakten

- UPF = *ultra-processed foods* sind stark verarbeitete Lebensmittel
- Industriell hergestellte Produkte mit vielen Zutaten
- Enthalten oft künstliche Aromen, Farbstoffe, Emulgatoren und Stabilisatoren

Bis hierhin

- Erhöhtes Risiko für Krebs und Herz-Kreislauf-Erkrankungen
- Können zu Übergewicht und Diabetes führen
- Sterblichkeitsrate bei hohem Konsum um bis zu 62 Prozent erhöht
- Fördern Entzündungsreaktionen im Körper
- Verändern möglicherweise die Darmflora
- Enthalten oft zu viel Zucker, Salz und ungesunde Fette

Wie geht es weiter?

- Bevorzugen Sie unverarbeitete oder minimal verarbeitete Lebensmittel
- Reduzieren Sie den Konsum von UPFs
- Kochen Sie selbst mit frischen Zutaten
- Achten Sie auf eine mediterrane Ernährungsweise

Vital-Code

Geschmacksveränderungen und verminderter Genuss bei einfachen Lebensmitteln

18
Blaumachen
Die Kunst der Lebensfreude

Blue Zones – wo Menschen länger leben

Machen Sie mal blau! Auf mehreren Ebenen. Zum einen meine ich damit, dass Sie sich ein bisschen freie Zeit gönnen sollten. Schwänzen Sie Verpflichtungen, nehmen Sie sich einen Tag frei und lassen Sie die Seele baumeln – einfach so, ohne Anlass oder aktuellen Grund. Nur um länger zu leben. Mit Blaumachen meine ich jedoch nicht nur die gestohlene Extrafreizeit.

In letzter Zeit ist der Begriff des Blaumachens vielschichtiger geworden, zumindest wenn wir »Blau« wörtlich nehmen. Nachdem Dan Buettner, ein *National-Geographic*-Autor und Forscher, den Begriff der Blue Zones, also der blauen Zonen, geprägt hat, könnten wir Blaumachen auch mit diesen Zonen in Verbindung bringen. Buettner veröffentlichte im Jahr 2008 ein Buch mit dem Titel: *The Blue Zones: Lessons for Living Longer from the People Who've Lived the Longest* – auf Deutsch in etwa: »Die Blauen Zonen: Lektionen für ein längeres Leben von den Menschen, die am längsten gelebt haben«. In diesem Buch stellt Buettner seine Forschungen und Erkenntnisse über die Regionen der Welt vor, in denen Menschen außergewöhnlich lange und gesund leben. Es scheint sie wirklich zu geben: Orte, an denen viele alte und dennoch gesunde Menschen leben – nicht etwa Menschen, die nur durch moderne Medizin am Leben gehalten werden, sondern die ohne fremde Hilfe mitten im Leben stehen. Das Buch schlug ein wie eine Bombe.

Die Bezeichnung »Blaue Zonen« entstand dabei eher zufällig. Als Dan Buettner und sein Team die ersten Langlebigkeits-Hotspots auf Sardinien untersuchten, markierten sie die betreffenden Dörfer auf einer Karte mit einem blauen Stift. Dieser blaue Kreis wurde dann zur blauen Zone. Als Buettner später weitere Regionen mit außergewöhnlicher Langlebigkeit entdeckte, behielt er den Namen »Blue Zone« einfach bei, um diese besonderen Orte zu kennzeichnen. Das Leben ist manchmal so einfach.

Auch wenn es wissenschaftliche Kritik an der Idee der blauen Zonen gibt, insbesondere wegen der starken kommerziellen Interessen hinter der Vermarktung, ist es dennoch sehr spannend, sich diese Gegenden einmal genauer anzuschauen. Wahrscheinlich gibt es wirklich Gemeinsamkeiten, die die dort lebenden Menschen teilen – Gemeinsamkeiten, die eine Langlebigkeit wahrscheinlicher machen. Und vielleicht können wir von ihnen sogar etwas lernen.

Der Lebenssinn als Quelle für Gesundheit

Zu den Gebieten der Blue Zones gehört zum Beispiel Okinawa in Japan, eine Inselgruppe, die für ihre hohe Konzentration an Hundertjährigen, insbesondere Frauen, bekannt ist. Die Bewohner Okinawas leben nach dem Prinzip des »Ikigai«, einem starken Lebenssinn, und pflegen enge soziale Bindungen. Der Begriff »Ikigai« setzt sich aus den japanischen Wörtern »iki« (Leben) und »gai« (Wert) zusammen und lässt sich grob als »das, wofür es sich zu leben lohnt« oder »Grund zur Existenz« übersetzen. Ikigai beschreibt eine Lebensphilosophie, die die Suche nach dem persönlichen Lebenssinn und innerer Zufriedenheit in den Vordergrund stellt. Das Modell gründet sich auf vier sich gegenseitig überschneidende Bereiche: Der erste Bereich ist die Leidenschaft – das, was man liebt. Der zweite ist die Berufung – das, in dem man gut ist. Der dritte Bereich umfasst die Mission, die man auf der Welt hat, und der vierte ist die Profession – also das, wofür man bezahlt wird. Es ist ein sehr umfassendes Modell des Lebens. Ziel ist es nun, den idealen Schnittpunkt dieser vier Bereiche zu finden. Und das ist dann das persönliche Ikigai. Das Finden des eigenen Ikigai wird als lebenslanger Prozess der Selbstreflexion betrachtet.

Interessanterweise deuten Studien darauf hin, dass Menschen mit einem starken Sinn für ihr Ikigai oft gesünder sind und länger leben. Das Konzept wird nicht nur in Japan, sondern weltweit zunehmend als Werkzeug für persönliches Wachstum und Lebensplanung genutzt. Ikigai bietet somit einen ganzheitlichen Ansatz, um Sinn und Zufriedenheit im Leben zu finden, indem es persönliche Leidenschaften, Fähigkeiten, gesellschaftliche Bedürfnisse und wirtschaftliche Realitäten miteinander in Einklang bringt.

Doch nicht nur in Japan gibt es blaue Zonen, in denen die Menschen länger leben. Auch hier in Europa finden wir Beispiele für Langlebigkeit, wie bei dem bereits erwähnten Beispiel Sardinien, Italien. Dort erreichen vor allem viele Männer ein hohes Alter, lachen gemeinsam und verbringen viel Zeit in der Natur. Die Nicoya-Halbinsel in Costa Rica zeichnet sich durch eine lebendige Gemeinschaft aus, in der man auf eine nährstoffreiche Ernährung größten Wert legt. Auf der griechischen Insel Ikaria ist bei den Einwohnern nicht nur eine lange Lebensdauer festzustellen, hier gibt es auch eine bemerkenswert niedrige Rate an Demenzerkrankungen. Sie ignorieren häufig ihre Uhr und leben eher nach ihrem eigenen Rhythmus. Ikaria wird oft als »die Insel, auf der die Menschen vergessen zu sterben« bezeichnet.

Und schließlich gibt es in Loma Linda, Kalifornien, eine Gemeinschaft von Siebenten-Tags-Adventisten, die wahrscheinlich aufgrund ihres gesunden Lebensstils und ihres starken Glaubens eine deutlich höhere Lebenserwartung als der US-Durchschnitt haben.

Gemeinsamkeiten der Blue Zones – Ernährung, Bewegung und soziale Bindungen

Die Bewohner der Blue Zones leben in unterschiedlichen Teilen der Welt und haben verschiedene Kulturen, weisen jedoch erstaunliche Gemeinsamkeiten in ihrem Lebensstil auf. Sie ernähren sich hauptsächlich pflanzlich, mit viel Vollkorn, Hülsenfrüchten und Gemüse, und essen Fleisch nur selten. UPFs findet man hier kaum, und ich glaube, dass nur sehr wenige Menschen auf der Nicoya-Halbinsel in Costa Rica ihre Äpfel mit Zucker, Farbstoffen und Konservierungsstoffen bearbeiten und in Plastiktüten ihren Kindern mit zur Schule geben.

Bewegung ist ein natürlicher Bestandteil des Alltags in den Blue Zones, sei es durch Gartenarbeit, Spaziergänge oder andere Aktivitäten. Obwohl ihre Bewohner nicht unbedingt häufiger Fitnessstudios besuchen, bleiben sie den ganzen Tag über aktiv. Stress reduzieren die Blue-Zone-Menschen durch Meditation, Gebet oder einfach durch regelmäßige Momente der Ruhe.

All die Themen der Langlebigkeit, die wir in den letzten Kapiteln besprochen haben, finden sich in diesen Blue Zones vereint. Sie müssen also nicht unbedingt Ihre Siebensachen packen und in eine dieser Zonen umziehen. Sie können sich Ihre persönliche blaue Zone auch zu Hause schaffen.

Bislang sind wir jedoch noch nicht näher auf den engen Zusammenhalt in sozialen Gemeinschaften oder den Lebenssinn eingegangen. Blue-Zonies haben starke soziale Bindungen, und dieser Zusammenhalt gibt ihnen emotionale Unterstützung. Viele von ihnen haben zudem einen klaren Lebenssinn, der ihnen Motivation und Zufriedenheit gibt. Ich glaube, es greift zu kurz, wenn wir diese Faktoren nur als Stressbewältigungsmechanismen verstehen. »Wer ein Warum zu leben hat, erträgt fast jedes Wie«, sagte Friedrich Nietzsche 1888. Hier finden wir möglicherweise einen weiteren Baustein der Langlebigkeit.

Auch die wissenschaftliche Forschung liefert inzwischen überzeugende Erkenntnisse darüber, wie sozialer Zusammenhalt und vor allem ein klarer Lebenssinn unsere Langlebigkeit positiv beeinflussen können. Ein starkes soziales Netzwerk, das Gefühl der Zugehörigkeit und das Bewusstsein, Teil von etwas Größerem zu sein, können nachweislich Stress reduzieren. Und wie wir wissen, ist Stress ein leiser Killer, der Entzündungen und andere Stoffwechselstörungen fördert. Menschen mit einem aktiven sozialen Leben sind daher oft weniger anfällig für solche Probleme.

Sie wollen mehr? Sie wollen biologische Erklärungen und Daten? Ich wusste es: Sie sind ein Biohacker! Okay, hier kommt eine mögliche biologische Erklärung.

Oxytocin – das Kuschelhormon mit heilender Wirkung

Das Hormon Oxytocin könnte eine wesentliche Rolle spielen – genau, das Hormon, das meine Hündin und ich gleichzeitig produzieren, wenn ich ihr über den Kopf streichle. Oft als »Kuschelhormon« bezeichnet, spielt dieses Molekül eine entscheidende Rolle in der Verbindung zwischen sozialen Beziehungen und unserer Gesundheit. Bei positiven sozialen Interaktionen, sei es durch eine herzliche Umarmung, ein tiefgründiges Gespräch oder gemeinsames Lachen, schüttet unser Körper Oxytocin aus – was weitreichende Auswirkungen auf unser physisches und psychisches Wohlbefinden hat: Es reduziert Stress, senkt den Blutdruck und stärkt unser Immunsystem.

Oxytocin spielt auch eine wichtige Rolle bei der Regulierung von Entzündungsprozessen im Körper. Studien haben gezeigt, dass dieses Hormon entzündungshemmende Eigenschaften hat und zur Linderung der Silent Inflammation beitragen kann. Jawohl, und wieder einmal sind wir beim Thema Inflammaging. Oxytocin reduziert die Produktion von proinflammatorischen Zytokinen und fördert gleichzeitig die Ausschüttung entzündungshemmender Substanzen. Dieser Effekt wurde sowohl bei akuten als auch bei chronischen Entzündungen beobachtet. Besonders interessant ist die Wirkung von Oxytocin auf das Immunsystem: Es scheint die Aktivität von Immunzellen zu modulieren und überschießende Immunreaktionen zu dämpfen. Diese entzündungshemmende Wirkung könnte ein weiterer Mechanismus sein, durch den Oxytocin zur Förderung der Gesundheit und möglicherweise zur Verlängerung der Lebensdauer beiträgt.

In Gemeinschaften mit starkem sozialem Zusammenhalt haben Menschen häufiger Gelegenheit, Oxytocin auszuschütten. Regelmäßige soziale Aktivitäten, gegenseitige Unterstützung und ein Gefühl der Zugehörigkeit sorgen für einen stetigen Fluss dieses Langlebigkeitshormons. Die Auswirkungen von Oxytocin gehen über den Moment hinaus; es fördert langfristig prosoziales Verhalten und motiviert uns, Beziehungen zu pflegen und zu vertiefen. Dieser positive Kreislauf verstärkt den sozialen Zusammenhalt weiter und schafft ein Umfeld, das die Gesundheit und Langlebigkeit aller Beteiligten fördert. Das ist kein Teufelskreis, sondern ein Engelskreis, um in der Bildsprache zu bleiben.

Doch es geht um mehr als nur um Oxytocin: In Gemeinschaften mit starkem Zusammenhalt ermutigen sich die Menschen gegenseitig zu gesundheitsförderndem Verhalten. Gesundheit kann ansteckend sein, und dieses Verhalten geht weit über die Wirkung einer alleinigen Stressreduktion hinaus. Wenn Gemeinschaften gemeinsam gesund leben und sich gegenseitig motivieren – sei es durch regelmäßige körperliche Aktivität oder eine ausgewogene Ernährung –, dann hat das Auswirkungen auf die gesamte Gemeinschaft und auf die Langlebigkeit des Einzelnen. In einer gesunden Gruppe lebt es sich einfach länger.

Soziale Bindungen und die Stärkung des Gehirns

Die sozialen Interaktionen und Aktivitäten innerhalb der Gruppe fördern nicht nur einen aktiven Lebensstil der einzelnen Gruppenmitglieder, sondern auch deren kognitive Stimulation. Das bedeutet, dass sowohl die körperliche als auch die geistige Fitness gefördert werden. Der Mensch ist ein soziales Wesen, und unser Gehirn ist ein soziales Organ, das für seine Funktion den Austausch mit anderen Gehirnen benötigt. Viele Alterskrankheiten, wie Depressionen oder Demenz, könnten durch ausreichende kognitive Stimulation verhindert oder zumindest gemildert werden.

Der medizinische Begriff, der hinter diesen Erkenntnissen steht, ist Neuroplastizität. Unser Gehirn ist ein erstaunlich anpassungsfähiges Organ, das sich ständig verbessert und immer wieder neu vernetzt. Soziale Interaktionen spielen dabei eine herausragende Rolle: Jedes Gespräch, das wir führen, jede gemeinsame Aktivität und jeder Gedankenaustausch regen unser Gehirn an, neue Nervenverbindungen zu knüpfen und bestehende neuronale Netzwerke zu stärken.

Unser Gehirn kann mit einem Muskel verglichen werden. So wie wir unsere Muskeln durch regelmäßiges Training stärken, können wir auch unser Gehirn durch aktive Nutzung formen und verbessern. Je abwechslungsreicher und anregender unsere sozialen Kontakte sind, desto mehr fordern wir unser Gehirn heraus. Es reagiert darauf, indem es sich anpasst und neue Nervenverbindungen wachsen lässt. Diese kontinuierliche geistige Gymnastik durch soziale Interaktion trägt letztendlich dazu bei, dass wir unsere geistigen Fähigkeiten bis ins Alter nicht nur behalten, sondern sogar ausbauen können. Der Austausch mit anderen Gehirnen in einer sozialen Gruppe kann uns sogar vor Beeinträchtigungen wie Demenz schützen, wie neue Studien belegen.

Soziale Beziehungen sind nicht nur für unser emotionales Wohlbefinden wichtig, sondern fungieren auch als ein natürliches Trainingsprogramm für unser Gehirn. Sie helfen uns, geistig fit und widerstandsfähig zu bleiben, selbst im hohen Alter.

Die Nonnenstudie – was kognitive Reserve für unser Altern bedeutet

Interessant in diesem Zusammenhang ist die sogenannte Nonnenstudie, eine Langzeitstudie über das Altern und die Faktoren der Alzheimer-Krankheit, einer Form der Demenz. Der Epidemiologe David Snowdon von der Universität Kentucky in den USA führte diese Studie durch, bei der ab 1986 ungefähr 600 amerikanische Ordensschwestern im Alter von 75 bis 106 Jahren über einen Zeitraum von 20 Jahren beobachtet wurden. Diese Gruppe bot ideale Voraussetzungen für die wissenschaftliche Forschung, da sie in Bezug auf Lebensstil, Tagesablauf, Ernährung und Bildung sehr homogen war.

Die Studie lieferte überraschende Erkenntnisse. Bei der Untersuchung der Gehirne der inzwischen verstorbenen Nonnen zeigte sich, dass etwa ein Drittel von ihnen starke Schäden aufwies – Schäden, die typischerweise bei Alzheimer-Patienten zu finden sind. Erstaunlicherweise hatten jedoch viele dieser Nonnen zu Lebzeiten überhaupt keine Anzeichen einer Demenz gezeigt.

Das sollten wir uns noch einmal auf der Zunge zergehen lassen: Etwa 30 Prozent der Nonnen hatten Gehirne, die Anzeichen von Demenz aufwiesen, aber viele von ihnen zeigten keine Symptome der Krankheit!

Die Ergebnisse dieser Studie stellen die Annahme infrage, dass Eiweißablagerungen im Gehirn zwangsläufig zu kognitiven Defiziten führen. Nein! Unser Gehirn hat fantastische Möglichkeiten, eigene Schäden und Defizite zu kompensieren. Es ist in der Lage, krankhafte Abbauprozesse auszugleichen und sich selbst umzustrukturieren – eine beeindruckende Fähigkeit der Neuroplastizität.

Aber warum konnten die Gehirne vieler untersuchter Nonnen eine Demenz verhindern, während Menschen außerhalb des Klosters häufig daran erkranken? Der Grund liegt wahrscheinlich in der sogenannten *kognitiven Reserve,* die durch verschiedene Faktoren aufgebaut wird. Bei den Nonnen traten diese Faktoren im Vergleich zur Allgemeinbevölkerung häufiger auf: höhere Bildung, anhaltende geistige Aktivität auch im Alter, ein strukturierter Lebensstil mit weniger Stress, gesunde Ernährung und eine positive Lebenseinstellung. Besonders die soziale Einbindung kann eine stark schützende Wirkung gegen Demenz haben.

Die Erkenntnisse der Nonnenstudie sind nicht nur für das grundlegende medizinische Verständnis der Alzheimer-Krankheit von Bedeutung, sondern könnten auch wesentlich dazu beitragen, Gehirnerkrankungen im Laufe des Lebens vorzubeugen. Eine wichtige Voraussetzung für unsere Healthspan.

Gesund und aktiv altern – die Kraft der Gemeinschaft

Soziale Beziehungen beeinflussen nicht nur unser Gehirn, sondern auch erstaunlicherweise unseren Körper. Unsere soziale Eingebundenheit spiegelt sich sogar in entzündlichen Prozessen wider. Und wieder einmal – es wird schon fast langweilig – kommen wir zu einem der größten Alterungsfaktoren zurück, über die wir schon so oft gesprochen haben: der Entzündung. Wissenschaftler fanden in der Tat bei Menschen, die in starke soziale Netzwerke und enge Beziehungen eingebunden sind, tendenziell niedrigere Entzündungswerte im Blut.

Ich kann es nicht oft genug wiederholen: Tun Sie etwas gegen

Entzündungen! Wenn in Ihrem Blut auch nur die geringsten Zeichen einer Silent Inflammation gefunden werden, handeln Sie! Eine Möglichkeit wäre, Ihre sozialen Kontakte mit netten Menschen zu intensivieren. Verabreden Sie sich mit Freunden zum Kaffeetrinken, gehen Sie tanzen oder gründen Sie einen Strick- und Häkelklub. Das ist sicherlich viel schöner, als entzündungshemmende Medikamente zu nehmen. Eine wahrlich tolle Anti-Aging-Therapie.

Gut zu wissen: Blaumachen für die Langlebigkeit

Fakten

- Blue Zones sind Regionen mit außergewöhnlich hoher Lebenserwartung
- Gemeinsamkeiten der Blue Zones:
    - Pflanzliche Ernährung
    - Natürliche Bewegung im Alltag
    - Stressreduktion
    - Starke soziale Bindungen
    - Klarer Lebenssinn (z. B. »Ikigai« in Okinawa)

Bis hierhin

- Oxytocin spielt eine wichtige Rolle für Gesundheit und Langlebigkeit
- Soziale Interaktionen fördern kognitive Stimulation und Neuroplastizität
- Die »Nonnenstudie« zeigt die Bedeutung kognitiver Reserven gegen Demenz
- Soziale Einbindung kann Entzündungswerte im Blut senken

Wie geht es weiter?

Schaffen Sie Ihre persönliche »Blaue Zone« zu Hause durch gesunde Ernährung, Bewegung, Stressabbau und starke soziale Beziehungen.

19
Hormone
Dirigenten des Alterns

Präventivmedizin und Lifestyle

Die präventivmedizinische Diagnostik und Therapie mit all ihren Besonderheiten ist, meiner Meinung nach, die ideale Longevity-Medizin und die Brückentechnologie zu einer Zukunft, in der wir die Grenzen des Menschseins überwinden. In den ersten Kapiteln haben wir bereits über präemptive medikamentöse Therapie nachgedacht, bei der lebensverlängernde Nebeneffekte herkömmlicher Medikamente genutzt werden, ohne dass eine klassische Indikation für deren Anwendung bestünde. Der Alterungsprozess selbst würde dann als Krankheit betrachtet. Und damit verlassen wir das Terrain der reinen Lifestyle-Veränderungen und machen einen großen Schritt in Richtung Hardcore-Biohacking.

Medikamente einzusetzen, obwohl keine Krankheiten vorliegen, um die Chancen auf ein gesundes und längeres Leben zu erhöhen, ist ein völlig neues Konzept. Vielleicht hilft es uns, das Vorgehen zu akzeptieren, wenn wir uns die Situation erhöhter Cholesterinspiegel noch einmal ansehen. Hier haben wir eine Art Zwischensituation: Die Zielerkrankung, die wir verhindern möchten – Arteriosklerose –, ist noch nicht eingetreten. Dennoch greifen wir Ärzte auch heute schon zu Medikamenten, um genau diese dramatische Entwicklung zu vermeiden. In der herkömmlichen Medizin ist das bereits gängige Praxis. Große Studien belegen die positiven Effekte der Cholesterinsenkung, und diese Erkenntnisse sind auch in den medizinischen Leitlinien verankert. Der Zeitpunkt, mit der Medikamentengabe zu beginnen, ist somit relativ klar definiert: Wenn ein hoher Blutwert und ein gewisses familiäres Risiko vorhanden sind, sollte mit einer Therapie begonnen werden. Ein einfaches Vorgehen.

Wie verhält es sich jedoch mit der Gabe von Medikamenten bei Risiken, die nicht so einfach messbar sind wie der Cholesterinspiegel? Ergibt es Sinn, unsere Alterungsprozesse medikamentös zu beeinflussen, obwohl wir viele davon gar nicht im Detail kennen oder messen können? Zumal es derzeit noch keine Labortests gibt, die Alterungsprozesse präzise beschreiben, und wir Alterung noch nicht als Krankheit verstehen? Wie wäre es – hypothetisch gesprochen –, wenn wir einen Schalter der Alterung kennen würden, den wir mit einer Pille ausschalten könnten? Würden wir diese Pille jedem Menschen geben wollen? Oder vielmehr: Würde diese Pille auch jeder nehmen wollen? Würden Sie sie nehmen wollen?

Würden Sie mit einer Pille Ihre Alterung stoppen wollen?

So abwegig ist diese hypothetische Frage gar nicht. Die Ergebnisse der UK-Biobank-Studie deuten darauf hin, dass es tatsächlich Medikamente gibt, die unser Leben verlängern können. Auch wenn wir nicht bei jedem einzelnen Wirkstoff die genauen molekularen Mechanismen kennen, die zur Lebensverlängerung führen, existieren sie. Zumindest wenn wir uns die Statistik über eine größere Gruppe von Menschen anschauen. Und wäre es andersherum nicht unethisch, diese Medikamente nicht jedem Menschen zugänglich zu machen, wenn wir doch wissen, dass sie viel Leid verhindern könnten?

Denn auch wenn wir die Alterung unseres Körpers als einen natürlichen Prozess begreifen wollen, müssen wir uns klarmachen, dass Älterwerden nicht immer ein großer Spaß ist. Im Gegenteil: Älterwerden ist einer der größten Risikofaktoren für Krankheiten. Daher stellt sich die wirklich ernst gemeinte Frage: Ist es ethisch vertretbar, diese Medikamente nicht zu geben? Bei diesen Wirkstoffen handelt es sich schließlich nicht um zweifelhafte Therapien, wie wir sie von den Biohacking-Aktionen Aaron Traywicks kennen. Kein seriöser Experte für Longevity würde heutzutage empfehlen, allen Menschen experimentelle Therapien zur Lebensverlängerung anzubieten, die Genschere anzusetzen oder Jungbluttransfusionen in großem Stil durchzuführen. Doch wie steht es um die Wirkstoffe, die bereits seit Jahrzehnten auf dem Markt sind und deren Nebenwirkungen und Risiken wir durchaus einschätzen können? Wirkstoffe, die bewiesen haben, dass sie Krankheiten verhindern und möglicherweise auch das Leben verlängern?

Wir sollten also noch einmal einen genaueren Blick auf einige dieser Medikamente werfen, die in der britischen Studie identifiziert wurden. Zunächst aber lassen Sie uns einen kurzen Ausflug machen und der Frage nachgehen, warum wir eigentlich altern. Vorab kann ich schon sagen: Es wird ein interessanter Ritt durch die Wissenschaft.

Die »Hallmarks of Aging«

Die Studie mit dem Titel »The Hallmarks of Aging«, veröffentlicht 2013 von Carlos López-Otín und Kollegen in der renommierten Fachzeitschrift *Cell,* gehört sicherlich zu den interessantesten Publikationen zum Thema Alterung. Die Forscher identifizierten damals neun grundlegende Kennzeichen des

Alterns. Zusammengesetzt ergeben sie ein umfassendes Bild der äußerst komplexen biologischen Veränderungen, die im Laufe unseres Lebens auftreten.

1. Genomische Instabilität

Zunächst einmal geht es um unsere Gene, also um unsere Erbsubstanz. Eine Theorie, warum wir altern, besagt, dass sich im Laufe unseres Lebens immer mehr Schäden in der DNA ansammeln. Unser Genom wird also instabil. Diese Schäden können durch verschiedene Faktoren verursacht werden. Ein bekanntes Beispiel ist die UV-Strahlung, also die Sonnenstrahlen, die auf unsere Haut treffen.

Inzwischen weiß jedes Kind, dass zu viel ungeschützter Kontakt mit Sonnenstrahlen uns zumindest älter aussehen lässt. UV-Strahlung, oxidativer Stress und Fehler bei der DNA-Vervielfältigung können Schäden in unserer DNA verursachen, und im Laufe der Zeit nimmt die Fähigkeit unseres Körpers ab, diese Schäden effektiv zu reparieren. Dadurch können sich Mutationen anhäufen, was wiederum zu altersbedingten Erkrankungen führen kann.

2. Telomerverkürzung

Eng damit verbunden ist die Telomerverkürzung. Telomere sind schützende Strukturen an den Enden unserer Chromosomen, die bei jeder Zellteilung ein Stück kürzer werden. Wenn unsere Telomere jedoch zu kurz werden, bekommen die Zellen Probleme. Sie können sich dann nicht mehr teilen und sterben ab. Neuerdings wissen wir allerdings, dass nicht jede Zelle komplett abstirbt; sie kann auch seneszent werden. Wir werden noch darauf eingehen, welche Folgen das für unseren Körper hat.

3. Epigenetische Veränderungen

Bei den epigenetischen Veränderungen geht es erneut um unsere Erbsubstanz, jedoch nicht um eine Veränderung der DNA-Sequenz. Epigenetische Veränderungen beeinflussen das Ablesen der Gene, ohne ihre Struktur zu verändern. Stattdessen umfassen sie chemische Veränderungen an der DNA oder den angelagerten Histonproteinen, die die Zugänglichkeit und Aktivität von Genen regulieren. Zu den wichtigsten epigenetischen Mechanismen gehören die DNA-Methylierung, Histonmodifikationen und die Aktivität nicht-kodierender RNAs.

Jetzt wird es ein wenig kompliziert, aber es lohnt sich, ein bisschen genauer hinzuschauen.

Zunächst zur DNA-Methylierung: Man kann sich das wie einen chemischen Schalter für unsere Gene vorstellen. Kleine Moleküle, sogenannte Methylgruppen, werden an bestimmte Stellen der DNA angeheftet. Hierdurch wird nicht die Abfolge der Gene selbst verändert, sondern beeinflusst, ob ein Gen aktiv oder inaktiv ist. Das ist wie bei Markierungen in einem Buch: Der Text bleibt gleich, aber einige Stellen werden mit einem Textmarker hervorgehoben oder durchgestrichen.

Die Histonmodifikation funktioniert ähnlich: Histone sind Proteine, um die sich unsere DNA wickelt. Sie können chemisch verändert werden, was die Zugänglichkeit der DNA beeinflusst. Diese Veränderungen bestimmen, ob ein Genabschnitt leicht abgelesen werden kann oder fest verpackt ist – und somit nicht abgelesen wird und inaktiv bleibt. Man kann sich das so vorstellen, als würde man Teile eines Buches aufschlagen oder zuklappen.

Zu guter Letzt gibt es das Konzept der nicht-kodierenden RNAs, sogenannter ncRNAs. Hierbei handelt es sich um RNA-Moleküle, die nicht in Proteine übersetzt werden – wie es bei normaler RNA der Fall ist –, aber dennoch wichtige Funktionen in der Zelle erfüllen. Man kann sie sich als Helfer vorstellen, die verschiedene Aufgaben in der Zelle übernehmen, zum

Beispiel das An- und Abschalten von Genen sowie die Unterstützung bei der Entwicklung und Spezialisierung von Zellen. Mit zunehmendem Alter können sich diese epigenetischen Muster verschieben, was zu Veränderungen in der Genaktivität und möglicherweise zu altersbedingten Funktionsstörungen führt.

Was mich besonders fasziniert, ist, dass einige epigenetische Markierungen über Generationen hinweg vererbt werden können. Erworbene Eigenschaften, also auch Alterungsprozesse, sind nicht an die Grenzen unseres eigenen Lebens gebunden, sondern können an unsere Nachfahren weitergegeben werden.

4. Verlust der Proteostase

Unter Proteostase verstehen wir die Fähigkeit des Körpers, den Lebenszyklus von Proteinen zu steuern – von der Produktion über die dreidimensionale Faltung der Molekülstruktur bis hin zu ihrem Abbau. Die Effizienz der Proteostase scheint im Laufe des Lebens abzunehmen, was zur Ansammlung fehlgefalteter oder beschädigter Proteine führen kann. Dieses Phänomen wird mit vielen neurodegenerativen Erkrankungen, darunter Demenz, in Verbindung gebracht.

5. Deregulierte Nährstoffwahrnehmung

Ein in der Anti-Aging-Wissenschaft besonders beachtetes Phänomen ist die deregulierte Nährstoffwahrnehmung. Hierunter verstehen wir Veränderungen in der Fähigkeit des Körpers, Nährstoffe zu erkennen und darauf adäquat zu reagieren. Den Insulin-Signalweg haben wir bereits als Insulinresistenz kennengelernt. Ein weiterer zentraler Stoffwechselweg ist allerdings der mTOR-Signalweg, der im Alter beeinträchtigt wird.

Die Erforschung des mTOR-Signalwegs begann in den 1960er-Jahren mit einer Expedition zu den Osterinseln. Wissenschaftler der kanadischen Firma Ayerst Research Laboratories sammelten dort Bodenproben, um nach neuen Antibiotika zu suchen. In einer dieser Proben entdeckten sie ein Bakterium der Gattung *Streptomyces,* das eine Substanz mit bemerkenswerten Wirkungen gegen Pilze produzierte. Diese Substanz wurde »Rapamycin« genannt, abgeleitet vom polynesischen Namen der Osterinseln: »Rapa Nui«.

Zunächst wurde Rapamycin aufgrund seiner immunsuppressiven Wirkung untersucht. Es dauerte jedoch bis in die frühen 1990er-Jahre, bis Forscher die molekularen Ziele von Rapamycin in Hefezellen identifizierten. Diese Proteine wurden als »Target of Rapamycin« (TOR) bezeichnet. Der Biochemiker Michael N. Hall spielte eine Schlüsselrolle bei dieser Entdeckung. Er und sein Team fanden heraus, dass TOR ein zentraler Regulator des Zellwachstums und -stoffwechsels ist. Später wurde das Säugetier-Äquivalent von TOR entdeckt und als mTOR *(mammalian Target of Rapamycin)* bezeichnet. Diese Entdeckung eröffnete ein völlig neues Forschungsfeld und führte zu einem tieferen Verständnis zellulärer Prozesse wie Wachstum, Stoffwechsel und Alterung.

Der mTOR-Signalweg spielt nun eine zentrale Rolle in unserem Zellstoffwechsel und ist eng mit Alterungsprozessen sowie der Bestimmung unserer Lebensspanne verbunden. mTOR funktioniert dabei als eine Art Sensor, der auf Nährstoffe in unserem Körper reagiert. Er gibt uns Informationen über die Verfügbarkeit von Energie und Nährstoffen in der Zelle und reguliert daraufhin wichtige Funktionen des Stoffwechsels. Wenn sich in unserem Körper ausreichend Nährstoffe befinden, fördert mTOR das Zellwachstum. Bei Nährstoffmangel oder Stress hingegen fördert es die Autophagie, also zelluläre Recyclingprozesse.

Zahlreiche wissenschaftliche Untersuchungen konnten bis

heute die Bedeutung von mTOR für Alterungsprozesse und Langlebigkeit belegen. Und nicht nur das: Wissenschaftler konnten nachweisen, dass eine Hemmung der mTOR-Aktivität die Lebensspanne verschiedener Organismen verlängern kann. Eine der Methoden, die mTOR-Aktivität zu hemmen, besteht übrigens in der Kalorienrestriktion – also meinem geliebten Fasten. Wie cool, ein mTOR-Inhibitor, den man kostenlos bekommt.

6. Mitochondriale Dysfunktion

Mitochondrien, häufig als die »Kraftwerke der Zellen« bezeichnet, produzieren die Energie, die unsere Zellen zum Leben brauchen. Wenn wir älter werden, arbeiten diese Kraftwerke nicht mehr so gut wie früher, und das aus mehreren Gründen. Zum einen können schädliche Stoffwechselnebenprodukte entstehen – ein normaler Vorgang bei der Energieproduktion. Diese schädlichen Nebenprodukte, die als freie Radikale bezeichnet werden, beschädigen nicht nur die Zelle, sondern auch die Mitochondrien selbst.

Da Mitochondrien ihre eigene Erbsubstanz, also ihre eigene DNA, besitzen, können die freien Radikale auch die mitochondriale DNA schädigen. Das ist ein großes Problem, denn im Gegensatz zur normalen DNA unserer Körperzellen kann die mitochondriale DNA nicht so gut repariert werden. Dadurch sammeln sich die Schäden im Laufe der Zeit an. Normalerweise werden alte oder beschädigte Mitochondrien von der Zelle abgebaut, aber dieser Prozess funktioniert mit zunehmendem Alter nicht mehr so gut. Die beschädigten Mitochondrien häufen sich im Zellinneren an. Insgesamt steht den Zellen durch all diese Probleme weniger Energie zur Verfügung, und wenn unsere Zellen weniger Energie haben, hat der gesamte Körper ebenfalls weniger Energie. Wir altern und werden anfälliger für Krankheiten.

7. Zelluläre Seneszenz

Wir hatten die seneszenten Zellen bereits bei der zweiten Säule, der Telomerverkürzung, kennengelernt. Seneszente Zellen sind alte Zellen, die aufgehört haben, sich zu teilen, aber nicht absterben. Man kann sie sich wie müde Arbeiter vorstellen, die nicht mehr produktiv sind, aber trotzdem am Arbeitsplatz bleiben.

Diese Zellen durchlaufen Veränderungen, die sie von normalen, gesunden Zellen unterscheiden. Ein wichtiges Merkmal seneszenter Zellen ist nämlich, dass sie Stoffe produzieren, die ihre Umgebung negativ beeinflussen können. Diese Stoffe können Entzündungen fördern und sogar gesunde Nachbarzellen schädigen. Es ist, als würden die müden Arbeiter ständig meckern und die Stimmung aller anderen verderben. Wer kennt sie nicht?

Mit zunehmendem Alter sammeln sich immer mehr dieser seneszenten Zellen in unserem Körper an. Sie finden sich in verschiedenen Geweben und Organen und tragen zu vielen Alterserscheinungen bei. Zum Beispiel können sie die Heilung von Wunden verlangsamen, die Funktion von Organen beeinträchtigen und das Risiko für altersbedingte Krankheiten erhöhen.

Interessanterweise haben Wissenschaftler herausgefunden, dass die gezielte Entfernung seneszenter Zellen positive Auswirkungen haben kann. In Experimenten mit Mäusen konnte gezeigt werden, dass die Beseitigung dieser Zellen zu einer Verbesserung der Gesundheit und sogar zu einer Verlängerung des Lebens führen kann. Es ist fast so, als würde man die mürrischen, unproduktiven Arbeiter in den Ruhestand schicken, um die Arbeitsatmosphäre zu verbessern.

Viele Wissenschaftler bezeichnen seneszente Zellen auch als »Zombizellen« – ein Begriff, den man sich gut merken kann und der ziemlich genau ausdrückt, welche Probleme uns seneszente Zellen bereiten können.

8. Stammzellenschöpfung

Stammzellen sind besondere Zellen, die in unserem Körper als eine Art Reservetruppe fungieren, mit der Fähigkeit, sich in verschiedene Zelltypen zu verwandeln und so beschädigte oder alte Zellen zu ersetzen. Mit zunehmendem Alter kommt es jedoch zu einer Erschöpfung der Stammzellen. Einerseits nimmt ihre Anzahl ab, andererseits lässt ihre Funktionsfähigkeit nach. Es ist, als würde unsere körpereigene Reparaturtruppe schrumpfen und gleichzeitig an Effizienz verlieren. Die verbliebenen Stammzellen können sich schließlich nicht mehr so gut teilen oder in andere Zelltypen umwandeln, was die Regenerationsfähigkeit des Körpers einschränkt. Zudem produzieren ältere Stammzellen oft andere Zelltypen, was dann zu Veränderungen in Geweben und Organen führt. Diese abnehmende Reparaturfähigkeit trägt zur Gewebealterung bei, besonders in Organen, die sich häufig erneuern müssen, wie unsere Haut oder unser Darm.

9. Veränderte interzelluläre Kommunikation

Die letzte Säule der Alterung ist vielleicht etwas überraschend, da es sich nicht um anatomische oder strukturelle Veränderungen im herkömmlichen Sinne handelt. Stattdessen müssen wir die Kommunikation zwischen den Zellen betrachten. Mit zunehmendem Alter verändern sich die Kommunikationsprozesse im Körper. Die Fähigkeit der Zellen, Signale zu senden und zu empfangen, nimmt ab, was zu einer verminderten Koordination zwischen verschiedenen Zellen und Geweben führt. Alternde Zellen produzieren oft vermehrt entzündungsfördernde Botenstoffe, was den Zustand der uns inzwischen sehr gut bekannten Silent Inflammation begünstigt. Und auch die Kommunikation der Immunzellen untereinander kann sich verschlechtern, was die Immunantwort schwächt und die Anfälligkeit für Krankheiten erhöht. Im Gehirn kann die Signalübertragung zwischen Nervenzellen zu kognitiven Veränderungen führen.

Sie sehen, die interzellulären Kommunikationswege sind letztendlich überall im Körper präsent, und wenn es hier zu Problemen durch Alterungsprozesse kommt, altert der ganze Körper. Hormonelle Veränderungen spielen ebenfalls eine Rolle, da sich sowohl die Produktion als auch die Wirkung von Hormonen, die wichtige Botenstoffe für die interzelluläre Kommunikation sind, mit dem Alter verändern.

Ich muss zugeben, das war eine ganze Menge Stoff. Aber Alterungsprozesse sind vielschichtig und greifen ineinander. Die neun »Hallmarks of Aging« bieten uns einen Rahmen für das Verständnis des Alterungsprozesses auf molekularer und zellulärer Ebene. Und nicht nur das: Es geht nicht nur um ein theoretisches Verständnis von Alterungsvorgängen in unserem Körper. Wenn wir erst einmal verstehen, was uns altern lässt, könnten wir theoretisch auch therapeutisch eingreifen. Wenn wir Altern als Krankheit begreifen, könnten wir diese vielleicht irgendwann auch behandeln.

Hormone und die interzelluläre Kommunikation

Ein häufiger Versuch, diese Alterungsprozesse zu beeinflussen, besteht übrigens in einer Hormongabe. Wir haben die Bedeutung der Hormone für die interzelluläre Kommunikation ja bereits besprochen. Der Rückgang der Hormonfunktionen ist einer der ersten Ansatzpunkte für Anti-Aging-Therapien.

Als ich anfing, mich für Anti-Aging und Alterungsprozesse zu interessieren, waren die Gremien der Fachgesellschaften noch vorwiegend von Gynäkologen und Urologen besetzt – genau den Fachrichtungen, die sich unter anderem mit dem Rückgang der Sexualhormone im Alter beschäftigen. Und wie sich das für einen passionierten Biohacker gehört, habe ich die Wirkung von Hormonen natürlich an mir selbst ausprobiert. Nach allen Regeln der Kunst.

Zunächst habe ich meinen Testosteronspiegel gemessen und festgestellt, dass er an der unteren Grenze lag. Um meine Leistungsfähigkeit und meine Alterungsprozesse zu verbessern, begann ich mit der Gabe von bioidentischem Testosteron-Gel. Mein Ziel war nicht die Hochdosis-Therapie, um Doping oder Muskelaufbau zu betreiben, sondern lediglich, meine Blutwerte in den oberen Bereich zu bringen. Ich wollte leistungsfähiger sein und die abnehmende Sexualhormon-Funktion in meinem persönlichen Alterungsprozess bremsen – kurz gesagt wollte ich meine interzelluläre Kommunikation auf den neuesten Stand bringen.

Also fing ich an, jeden Morgen etwas Gel auf meinen Bauch aufzutragen. Es passierte nichts. Weder fühlte ich mich leistungsfähiger, noch nahm mein Muskelwachstum zu. Also erhöhte ich die Dosis. Es passierte weiterhin nichts Dramatisches, außer dass ich vielleicht ein bisschen weniger müde war, und das fühlte sich schon gut an.

Nach zwei Monaten Hormontherapie hielt ich es für eine gute Idee, mit einem Freund ein Fitnessstudio zu eröffnen, und beschuldigte unseren Nachbarn, meiner Frau schöne Augen zu machen. Ich war bereit, sie jederzeit auch körperlich zu verteidigen, wenn sich unser Nachbar ihr wirklich genähert hätte. Es wäre allerdings nicht gut für mich ausgegangen – der Nachbar ist ungefähr zwei Köpfe größer als ich und hat sicherlich deutlich mehr natürliches Testosteron im Blut, als ich jemals durch mein Gel erzielen könnte.

Meine Frau bat mich, mit der Testosteron-Gabe aufzuhören, das Fitnessstudio wieder abzugeben und die Nachbarn in Frieden zu lassen. Ich stimmte ihr mürrisch zu.

Testosteron ist nicht wirklich als Langlebigkeitshormon bekannt, ganz im Gegenteil: Bei falscher Dosierung erhöht es sogar die Sterblichkeit. Bei meinem Selbstversuch hatte ich es völlig versäumt, meine Blutwerte zu kontrollieren. Als ich das nach Beendigung der Therapie nachholte, war ich völlig überrascht: Mein Testosteronspiegel lag oberhalb des Messbereichs. Kein Wunder, dass ich so aggressiv auf die Testosteron-Gabe reagiert hatte.

Eine Hormontherapie ist eine wunderbare Möglichkeit der Anti-Aging-Medizin. Allerdings sollten wir Hormone nur ersetzen, wenn der Körper zu wenig davon produziert. Dabei ist es wichtig, die Hormonspiegel innerhalb der natürlichen Norm zu halten – gerne in einem Bereich, der jüngeren Menschen entspricht, aber keinesfalls oberhalb des Messbereichs. Und ein ganz klares Wort der Warnung: Auch wenn man über dunkle Kanäle im Internet Testosteron kaufen kann, sollte eine Hormongabe immer von einem erfahrenen Arzt überwacht werden. Damit Sie nicht einfach über Nacht ein Fitnessstudio eröffnen und sich mit dem Nachbarn kloppen.

Gut zu wissen: Warum wir altern, und wie Hormone uns beeinflussen

Fakten

- Die »Hallmarks of Aging« beschreiben neun grundlegende Kennzeichen des Alterns:
  1. Genomische Instabilität
  2. Telomerverkürzung
  3. Epigenetische Veränderungen
  4. Verlust der Proteostase
  5. Deregulierte Nährstoffwahrnehmung
  6. Mitochondriale Dysfunktion
  7. Zelluläre Seneszenz
  8. Stammzellerschöpfung
  9. Veränderte interzelluläre Kommunikation

Bis hierhin

- Alterungsprozesse sind komplex und greifen ineinander
- Hormone spielen eine wichtige Rolle bei der interzellulären Kommunikation

Wie geht es weiter?

- Hormontherapien können Alterungsprozesse beeinflussen, müssen aber sorgfältig kontrolliert werden

20
Lebensverlängerung
Medikamente versus Lifestyle

Die Studie der UK Biobank – Daten und Erkenntnisse

Es gibt fantastische Möglichkeiten, seinen Alterungsprozess durch Lifestyle-Maßnahmen zu verlangsamen, auf die ich gleich noch zurückkommen werde. Lassen Sie uns jedoch zuerst einen kurzen Blick auf einige medikamentöse Ansätze werfen, die unser Leben – Lifespan und Healthspan – verlängern können.

Obwohl es derzeit noch keine zugelassenen Medikamente gibt, die den Alterungsprozess stoppen, können wir auf Wirkstoffe zurückgreifen, die zur Behandlung anderer Erkrankungen entwickelt wurden. Im aktuellen medizinischen Verständnis gilt das Älterwerden noch nicht als eigene Krankheit, darüber kann man trefflich streiten. Doch ganz gleich, welche philosophischen oder naturwissenschaftlichen Meinungen man vertritt: Solange Alterungsprozesse nicht als Krankheit anerkannt sind, werden auch keine Medikamente dagegen entwickelt oder gar zugelassen.

Wir Biohacker müssen daher improvisieren, indem wir Medikamente aus anderen Bereichen der Medizin zweckentfremden, wenn wir Alterungsprozesse medikamentös beeinflussen wollen.

Ein ziemlich genialer Ansatz besteht darin, die Studie der UK Biobank als Ideengeber zu nutzen. In dieser Datenbank sind ungefähr eine halbe Million britische Teilnehmer registriert, die über eine lange Zeit statistisch beobachtet wurden. Dabei wurden genetische, medizinische und Lifestyle-Daten sowie biologische Proben ausgewertet. Die gespeicherten Daten stehen allen Wissenschaftlern weltweit nach einer Registrierung zur Verfügung – ein wahrer Schatz der medizinischen Forschung!

In einer Studie aus dem Jahr 2024 haben Schweizer Wissenschaftler die Datenbank analysiert, um herauszufinden, ob bestimmte Medikamente zu einer Lebensverlängerung führen. Die Ergebnisse waren beeindruckend: Untersucht wurden Daten von über 500 000 Patienten über einen Zeitraum von mehr als 40 Jahren, wobei ein besonderes Augenmerk auf die 406 am meisten verordneten Medikamente gelegt wurde. Das erste erschreckende Ergebnis: Die meisten Medikamente hatten einen negativen Effekt auf die Lebenserwartung. Mit anderen Worten: Man stirbt früher, wenn man diese Wirkstoffe einnimmt. Oje, das ist genau das, was viele meiner Patienten befürchten – dass Medikamente nicht unbedingt ihr Leben verlängern.

Doch Menschen nehmen Medikamente in der Regel nicht aus Jux und Tollerei, sondern weil sie an ernsthaften Erkrankungen leiden. Vor diesem Hintergrund ist es wenig überraschend, dass die Einnahme der meisten verschreibungspflichtigen Medikamente mit einem erhöhten Sterblichkeitsrisiko verbunden ist. Dieses Phänomen könnte also teilweise auf die Grunderkrankung und teilweise auch auf die Nebenwirkungen des Wirkstoffes zurückzuführen sein. Zu den Medikamenten mit erhöhter Sterblichkeit zählen unter anderem Opioide wie Morphin, das Diuretikum Furosemid, das Schmerzmittel Paracetamol sowie Tiotropium zur Behandlung der chronisch obstruktiven Lungenerkrankung – alles Standardmedikamente in der Medizin.

Lebensverlängernde Medikamente – Statine, Viagra und mehr

Das wirklich Erstaunliche an der Untersuchung war, dass tatsächlich 14 Medikamente das Leben verlängerten – und zwar unabhängig von den Erkrankungen, für die sie ursprünglich eingesetzt wurden. Die Forscher hatten die Sterblichkeitseffekte der Grunderkrankungen mathematisch herausgerechnet, und dennoch blieb der lebensverlängernde Effekt der Wirkstoffe erhalten.

Es gibt sie also tatsächlich, die Medikamente, die unser Leben verlängern können. Könnte es sein, dass diese Wirkstoffe direkt in Alterungsprozesse eingreifen? Keine Ahnung, dazu können die Forscher Methodik-bedingt natürlich keine Aussagen machen. Aber wenn Sie mich fragen: Ich denke schon. Und diese Nachricht ist wirklich eine großartige für alle Biohacker. Denn nun haben wir erstmals wissenschaftlich gesicherte Erkenntnisse darüber, welche Wirkstoffe unsere Alterungsprozesse und die damit verbundenen Erkrankungsrisiken positiv beeinflussen könnten.

Soll nun jeder ab sofort 14 Medikamente einnehmen? Natürlich nicht! Wir wollen ja individuelles Biohacking betreiben. Für einige von uns könnte es jedoch durchaus sinnvoll sein, das eine oder andere Medikament in Betracht zu ziehen. Also, los geht's. Werfen wir einen Blick auf ein paar interessante Wirkstoffe.

Atorvastatin

Das erste Medikament, dass statistisch die Lebensspanne verlängert, ist Atorvastatin. Diese Medikamentenklasse ist Ihnen wahrscheinlich bekannt; es handelt sich um einen Cholesterinsenker und Nachfolger des Simvastatins, das wir bereits in der skandinavischen 4S-Studie aus dem Jahr 1994 kennengelernt haben. Auch damals gab es ja bereits wissenschaftliche

Hinweise, dass Statine lebensverlängernd wirken können. Die Daten der englischen Datenbank belegen dies nun erneut. Und interessanterweise scheint dieser Effekt auch dann zu bestehen, wenn der Cholesterinspiegel normal ist. Wahrscheinlich haben Statine auch andere Wirkungen, die über die Cholesterinsenkung hinausgehen.

Ich erinnere mich an einen Moment in meinem Leben, an dem ich traurig in meiner Praxis saß und auf meine eigenen Blutergebnisse schaute. Das ist bereits viele Jahre her. Ich hatte bei mir selbst den Cholesterinwert bestimmt und betrachtete nun die Ergebnisse auf dem Monitor vor mir. Mein LDL-Spiegel lag damals bei ungefähr 160 mg/dl, ein Wert, der durchaus zu hoch ist. Bei gesunden Menschen streben wir Werte von unter 115 mg/dl an. Wenn bereits Risikofaktoren für Herz-Kreislauf-Erkrankungen bestehen, sollte der Wert sogar noch niedriger sein: bei einem mittleren Risiko zum Beispiel unter 70 md/dl, bei einem hohen sogar unter 55 mg/dl. Bei meinem Wert von 160 mg/dl bestand kein Zweifel, mein Cholesterinspiegel war zu hoch.

Traurig über den Befund überlegte ich, was ich als Nächstes tun sollte. In dem Moment betrat meine Assistenzärztin das Sprechzimmer. Sie schaute sich die Laborwerte an und sagte: »Carsten, solange du Motorrad fährst, brauchst du deinen Cholesterinspiegel nicht zu beachten.«

Wow. Das saß. Natürlich hatte sie wissenschaftlich gesehen nicht wirklich recht mit ihrer Aussage. Man kann durchaus sehr viel Motorrad im Leben fahren und trotzdem an einem Herzinfarkt sterben. Die einzelnen Risiken – Fettwerte und Motorradunfälle – sind voneinander unabhängig. Aber die Aussage gab mir schon zu denken. Unser Leben ist ein Sammelsurium aus unterschiedlichen Risiken, und unsere Aufgabe besteht darin, diese Risiken abzuwägen und zu entscheiden, welche Risiken wir gerne eingehen möchten und welche nicht. Es gibt kein komplett risikofreies Leben.

Damals stellte ich mir die Frage, ob es wirklich in Ordnung war, dass ich als Familienvater auf einem schnellen Motorrad saß? War es mir wichtig genug, dieses Risiko in meinem Leben zu behalten? Und wie steht es um meinen erhöhten Cholesterinspiegel? War es mir wichtig genug, kein Medikament zu nehmen aus Angst vor eventuellen Nebenwirkungen?

Ein befreundeter Kardiologe sagte mir damals: »Carsten, wenn du deinen Cholesterinspiegel durch ein Medikament senkst, gewinnst du statistisch gesehen eine gesunde Lebensdekade. Und hör mit dem Motorradfahren auf.«

Eine Dekade! Das war ein erheblicher Gewinn!

Lange Rede, kurzer Sinn: Ich habe mein Motorrad verkauft und mich entschlossen, Atorvastatin einzunehmen. Und zusätzlich habe ich meinen Lebensstil geändert, um meinen Cholesterinspiegel auch auf natürliche Weise zu senken – durch mehr Bewegung und eine angepasste Ernährung. Die Einnahme des Statins behielt ich allerdings bei, nicht nur, um den Cholesterinwert zu senken, sondern auch, um die anderen positiven Effekte dieses Medikaments zu nutzen. Die Daten der UK Biobank geben mir im Nachhinein recht.

Wenn Sie ein lebensverlängerndes Medikament aus der UK-Biobank-Studie wählen müssten, wäre ein Statin vermutlich die beste Wahl. Die Daten, auch außerhalb der Schweizer Studie, sprechen eine eindeutige Sprache bezüglich Healthspan und Lifespan, und die Einnahmerisiken sind sehr gering. Millionen von Menschen weltweit nehmen über Jahre hinweg diese Medikamente, und der Wirkstoff ist extrem sicher.

Natürlich haben auch Statine Nebenwirkungen – das ist unbestritten. Hierzu zählen vor allem Probleme mit der Muskulatur und den Sehnen. Außerdem können Statine den Zuckerstoffwechsel negativ beeinflussen. Doch unter ärztlicher Kontrolle und mit regelmäßigen Laborkontrollen ist die Einnahme eines Statins in der Regel meist unbedenklich. Sollten leichte muskuläre Probleme auftreten, könnte die Gabe von Coenzym Q10 erwogen werden, da dieses die Symptome häufig vollständig beseitigt. Statine sind für mich das beste Beispiel für Medikamente, die Lifespan und Healthspan verlängern und uns Biohackern einen einfachen Einstieg bieten.

Sildenafil (Viagra)/Tadalafil (Cialis)

Einige Medikamente aus der UK-Biobank-Studie haben mich noch mehr überrascht als die Statine. Wenn Sie ein Mann sind, sollten Sie ernsthaft in Erwägung ziehen, regelmäßig Viagra – also *Sildenafil* – einzunehmen. Sildenafil kann nämlich das Sterblichkeitsrisiko deutlich senken, genauso wie sein »medikamentöser Bruder« *Tadalafil.* Beide gehören zur Wirkstoffklasse der PDE5-Hemmer, die zur Behandlung von Erektionsstörungen eingesetzt werden. Zu den bekanntesten Vertretern gehören Viagra, Cialis, Levitra und Spedra. Diese Medikamente wirken, indem sie das Enzym Phosphodiesterase-5 (PDE5) blockieren, das eine Substanz namens cGMP abbaut, die für die Erektion wichtig ist. Durch die Hemmung von PDE5 bleibt mehr cGMP erhalten, was die Erektion erleichtert.

Neben der Behandlung von Erektionsstörungen werden PDE5-Hemmer auch zur Behandlung von Bluthochdruck in der Lunge eingesetzt. Cialis kann zudem bei einer vergrößerten Prostata helfen. Aktuelle Hinweise deuten darauf hin, dass PDE5-Hemmer, insbesondere Sildenafil, möglicherweise sogar vor Demenz schützen könnten. Diese Medikamente haben nämlich auch positive Effekte auf die Durchblutung des Gehirns.

Eine aktuelle Studie hat ergeben, dass Männer, die regelmäßig PDE5-Hemmer einnahmen, ein signifikant geringeres Risiko hatten, an Alzheimer zu erkranken. In der Untersuchung des University College London wurde festgestellt, dass Männer, die diese Medikamente einnahmen, im Durchschnitt ein um 18 Prozent reduziertes Risiko für Alzheimer hatten. Bei jenen, die innerhalb von fünf Jahren mehr als 20 Rezepte für PDE5-Hemmer erhielten, lag das Risiko sogar um 44 Prozent niedriger. Diese Ergebnisse deuten darauf hin, dass die gefäßerweiternde Wirkung der Medikamente möglicherweise auch das Gehirn betrifft und somit die Gesundheit der Blutgefäße im Gehirn unterstützt. Vaskuläre Demenz, die durch eine gestörte Durchblutung des Gehirns verursacht wird, ist eine der häufigsten Formen von Demenz. Sie kann durch Schlaganfälle oder Gefäßverengungen entstehen. Da PDE5-Hemmer die Blutgefäße erweitern und den Blutfluss verbessern, könnte dies theoretisch das Risiko für vaskuläre Demenz senken. Diese faszinierenden Ergebnisse eröffnen neue Möglichkeiten für Biohacker.

Naproxen

Ein weiteres Medikament, das in der Studie untersucht wurde und dessen lebensverlängernde Wirkung mich überrascht hat, ist Naproxen – ein Schmerzmittel aus der Gruppe der nichtsteroidalen Antirheumatika (NSAR). Es lindert Schmerzen, senkt Fieber und reduziert Entzündungen. Viele Menschen verwenden es zur Behandlung von Beschwerden wie Arthritis, Gicht oder Menstruationsschmerzen. Naproxen wirkt, indem es die Produktion von Prostaglandinen blockiert – Stoffen, die Schmerzen und Entzündungen auslösen.

Dass Naproxen auch lebensverlängernd wirken könnte, hängt wahrscheinlich mit seiner entzündungshemmenden Eigenschaft zusammen. Wie wir wissen, spielt die Silent Inflammation eine wesentliche Rolle bei Alterungsprozessen, und auch bei chronischen Erkrankungen wie Herzerkrankungen oder bestimmten Krebsarten sind Entzündungsprozesse zentral. Die regelmäßige Einnahme von Naproxen könnte daher das Risiko solcher Krankheiten verringern.

Und in der Tat haben einige Untersuchungen, auch unabhängig von der UK-Biobank-Studie, gezeigt, dass Menschen, die regelmäßig NSAR einnehmen, möglicherweise länger leben – besonders ältere Menschen oder solche mit entzündlichen Erkrankungen.

Mein Longevity-Ansatz wäre allerdings, diese Medikamente nur in Betracht zu ziehen, wenn wirklich Entzündungsprozesse nachgewiesen wurden. Sie erinnern sich an die Wirkungen der Omega-3-Fettsäuren? Bei diesen Nahrungsergänzungsmitteln sahen wir einen lebensverlängernden Effekt nur dann, wenn auch Entzündungswerte wie das hsCRP im Blut erhöht waren. Da NSAR wie Naproxen schwerwiegende Nebenwirkungen haben können, sollte man sie immer nur in Absprache mit dem Arzt und nach einer ausgiebigen Diagnostik langfristig einnehmen.

Ich würde diese Medikamente nicht als erste Wahl bei chronischen Entzündungen empfehlen. Suchen Sie zuerst nach der Ursache, erwägen Sie dann Änderungen im Lebensstil und denken Sie über Fettsäurepräparate nach. Eine medikamentöse Therapie sollte der letzte Schritt sein.

Individuelle Abwägungen und Ansätze

So faszinierend die Ergebnisse der UK-Biobank-Studie auch sind, sollten wir nicht vergessen, dass es sich hierbei nicht um ein wissenschaftlich kontrolliertes Experiment handelt. Die Studie beruht auf einer Neuauswertung bereits erhobener Daten. Um definitiv zu wissen, ob die einzelnen Wirkstoffe das Leben verlängern, sind weiterführende Untersuchungen notwendig. Allerdings kann man sich biologisch schon erklären, weshalb verschiedene in der Studie identifizierte Wirkstoffe die Sterblichkeit verringern und das Leben verlängern könnten.

Trotzdem glaube ich, dass nicht jeder von uns jetzt sofort den Weg zum Arzt oder in die Apotheke antreten sollte, um sich Medikamente zur Lebensverlängerung zu holen. Es gibt jedoch zahlreiche Maßnahmen, die wir bereits heute starten können, um unsere Chancen auf ein langes und gesundes Leben zu verbessern.

Gut zu wissen: Medikamente und Lifestyle zur Lebensverlängerung

Fakten

- Studie der UK Biobank mit 500 000 Teilnehmern über 40 Jahre
- 14 Medikamente zeigten lebensverlängernde Wirkung
- Viele Medikamente hatten negative Effekte auf die Lebenserwartung

Bis hierhin

- Individuelle Abwägung von Risiken und Nutzen notwendig
- Ärztliche Beratung und regelmäßige Kontrollen empfohlen
- Lifestyle-Maßnahmen sollten Vorrang vor Medikamenten haben

Wie geht es weiter?

Medikamentöse Ansätze können Alterungsprozesse beeinflussen, sollten aber immer in Kombination mit Lifestyle-Änderungen und unter ärztlicher Aufsicht erfolgen.

21
Gesundheit
Jetzt handeln für morgen

Strategien für eine gesunde Zukunft

Wir haben uns damit beschäftigt, welche Alterungsprozesse in unserem Körper ablaufen und wie wir diese Prozesse für uns positiv beeinflussen können. Dabei haben wir erkannt, dass nicht jeder Mensch gleichermaßen von verschiedenen Interventionen profitiert. Es ist wichtig, geeignete Einstiegspunkte für Therapien zu finden, damit diese besonders effektiv und sicher sind. Dabei haben wir das Konzept der Vital-Codes kennengelernt, das Rückmeldungen unseres Körpers beschreibt, wenn in diesem komplexen Regelsystem etwas nicht nach Plan läuft.

Neben Symptomen wie Stielwarzen, Augenzucken, Müdigkeit oder Veränderungen der Herzfrequenz können uns auch Laborwerte – insbesondere die Verhältnisse der einzelnen Werte zueinander – wertvolle Hinweise über den Zustand unseres Körpers und die Risikofaktoren für Alterungsprozesse geben. Es ist entscheidend, diese Vital-Codes rechtzeitig zu erkennen und gemeinsam mit einem Vorsorgemediziner einen Plan für eventuelle präemptive Therapien oder Lebensstilanpassungen zu erstellen.

Unabhängig von individuellen Messungen oder Vital-Codes gibt es jedoch einige Empfehlungen von uns Biohackern. Sozusagen allgemeingültige Maßnahmen der Longevity. Lassen wir daher die Themen des Buches noch einmal Revue passieren und praktisch in unseren Alltag integrieren. Aber Achtung: Sprechen Sie bitte alle Tipps vorher mit Ihrem Hausarzt ab.

Die besten Tipps für ein gesundes und langes Leben

Fasten Sie regelmäßig

Regelmäßiges Fasten ist mehr als nur eine Diät – es ist eine Lebensweise, die unseren Körper auf zellulärer Ebene verjüngen kann. Wenn wir fasten, schaltet unser Körper in einen Reparaturmodus und baut alte und beschädigte Zellteile ab, um sie zu recyceln. Dieser Prozess, bekannt als **Autophagie,** funktioniert wie ein körpereigenes Reinigungssystem, das Zellschäden repariert und Entzündungen reduziert.

Fasten kann darüber hinaus auch unsere **Stoffwechselflexibilität** verbessern. Das bedeutet, dass unser Körper besser darin wird, zwischen der Verbrennung von Zucker und Fett als Energiequelle zu wechseln. Diese Fähigkeit ist wichtig für unsere Gesundheit und kann helfen, Krankheiten wie **Diabetes** vorzubeugen.

Ein weiterer faszinierender Effekt des Fastens ist die Aktivierung von **Sirtuinen.** Diese speziellen Proteine fördern die Reparatur von DNA-Schäden und wirken entzündungshemmend. Sie spielen eine wichtige Rolle bei der Verlangsamung des Alterungsprozesses.

Muss man dafür tagelang hungern? Die gute Nachricht ist: Nein! Studien haben gezeigt, dass auch **intermittierendes Fasten** – zum Beispiel 16 Stunden am Tag fasten und in einem Achtstundenfenster essen – bereits positive Effekte hat. Oder man probiert das **5:2-Fasten** aus, bei dem man an zwei nicht aufeinanderfolgenden Tagen in der Woche die Kalorienaufnahme stark reduziert.

Apropos Kalorien: Eine verminderte Kalorienzufuhr, wie sie beim Fasten automatisch entsteht, kann ebenfalls zur Langlebigkeit beitragen.

Fasten ist jedoch nicht für jeden geeignet. Menschen mit gesundheitlichen Einschränkungen, Schwangere oder Menschen mit Essstörungen sollten vorsichtig sein und immer zuerst mit einem Arzt darüber sprechen.

Führen Sie ketogene Phasen in Ihr Leben ein

Bei einer **ketogenen Ernährung** reduzieren wir unsere Kohlenhydratzufuhr drastisch und erhöhen stattdessen den Anteil an gesunden Fetten. Diese Form der Ernährung schaltet den Stoffwechsel in einen alternativen Energiemodus um, genannt **Ketose.** In diesem Zustand beginnt unser Körper, Fett als Hauptenergiequelle zu nutzen, wobei sogenannte **Ketonkörper** entstehen, die unseren Zellen als Treibstoff dienen. Dieser Stoffwechselzustand kann zahlreiche positive Effekte haben.

Zunächst einmal kann die ketogene Kur helfen, unseren Stoffwechsel zu **resetten** und flexibler zu machen. Das bedeutet, dass unser Körper besser darin wird, zwischen Zucker- und Fettverbrennung zu wechseln – wie beim Fasten. Studien deuten außerdem darauf hin, dass eine ketogene Ernährung **entzündungshemmend** wirken kann, was besonders für Menschen mit **Silent Inflammation** interessant sein könnte.

Zudem kann die ketogene Phase dazu führen, dass unsere Zellen wieder sensibler auf Insulin reagieren, was für die Blutzuckerregulation vor allem bei einer **Insulinresistenz** wichtig ist.

Ein weiterer spannender Effekt ist wieder einmal die Förderung der **Autophagie** – der Prozess, bei dem der Körper alte oder beschädigte Zellbestandteile abbaut und recycelt.

Eine typische ketogene Kur dauert etwa zwei Wochen und kann zwei- bis dreimal im Jahr durchgeführt werden. In dieser Zeit besteht die Ernährung hauptsächlich aus gesunden Fetten wie **Avocados, Nüssen, Olivenöl** und **fettem Fisch,** ergänzt durch moderate Mengen an Protein und sehr wenigen Kohlenhydraten.

Vermeiden Sie UPFs und essen Sie Superfoods

Hoch verarbeitete Lebensmittel **(UPFs)** sind überall zu finden und können langfristig unserer Gesundheit schaden. Studien zeigen Zusammenhänge zwischen einer **UPF-reichen Ernährung** und Gewichtszunahme, bestimmten Krebsarten sowie Typ-2-Diabetes. Es ist wichtig, den Konsum dieser Lebensmittel zu reduzieren. Bereiten Sie Mahlzeiten im Voraus zu, kochen Sie größere Mengen und frieren Sie sie portionsweise ein. So haben Sie immer eine gesunde Alternative zur Hand, wenn es schnell gehen muss.

Gleichzeitig können wir unsere Ernährung mit **Superfoods** aufwerten. Diese nährstoffreichen Lebensmittel bieten eine Fülle von Vitaminen, Mineralstoffen und Antioxidantien. **Beeren, Blattgemüse** wie Grünkohl oder Spinat sowie **Nüsse** und **Samen** sind hervorragende Beispiele. Sie lassen sich leicht als Smoothies, Salate oder Snacks in den Alltag integrieren. Auch Gewürze wie **Kurkuma** oder **Zimt** gelten als Superfoods und können Gerichten nicht nur Geschmack, sondern auch gesundheitliche Vorteile verleihen.

Ein weiterer Tipp ist, den Konsum von **pflanzlichen, unverarbeiteten Lebensmitteln** zu steigern. **Vollkornprodukte, Hülsenfrüchte** und eine Vielfalt an buntem Gemüse sollten die Basis unserer Ernährung bilden. Diese Lebensmittel sind reich an **Ballaststoffen,** die nicht nur satt machen, sondern auch unsere Darmgesundheit fördern.

Vergessen Sie nicht die **gesunden Fette. Avocados, Olivenöl** und **fettige Fische** wie **Lachs** sind reich an **Omega-3-Fettsäuren** und anderen wertvollen Nährstoffen. Sie helfen, Entzündungen im Körper zu reduzieren und die Gehirnfunktion zu unterstützen.

Der Übergang zu einer Ernährung mit weniger UPFs und mehr Superfoods muss nicht radikal erfolgen. Kleine, schrittweise Änderungen können langfristig eine große Wirkung haben. Beginnen Sie damit, eine hoch verarbeitete Mahlzeit pro

Woche durch eine selbst zubereitete zu ersetzen. Experimentieren Sie mit neuen Rezepten und entdecken Sie die Vielfalt der natürlichen Küche.

Meditieren Sie und gehen Sie raus in die Natur

Regelmäßige Meditation und der Aufenthalt in der **Natur** senken nachweislich den **Cortisolspiegel** – das Hormon, das mit Stress in Verbindung steht. Ein niedrigerer Cortisolspiegel ist wiederum mit einer verlangsamten **Zellalterung** verbunden, was direkt zur **Langlebigkeit** beitragen kann. Gleichzeitig fördert Bewegung an der frischen Luft die Durchblutung, stärkt das **Immunsystem** und verbessert die **Lungenfunktion.**

Die Kombination von Meditation und Bewegung in der Natur bietet noch weitere Vorteile für unsere Gesundheit und Langlebigkeit. Sie kann die **Herzgesundheit** fördern, indem sie den Blutdruck senkt und die Herzfrequenzvariabilität erhöht – ein wichtiger Indikator für die Anpassungsfähigkeit des Herzens. Zudem stimuliert der Aufenthalt im Grünen die Produktion von **natürlichen Killerzellen,** die eine wichtige Rolle bei der Bekämpfung von Krankheiten spielen.

Ein weiterer Aspekt, der zur Langlebigkeit beiträgt, ist die Verbesserung der kognitiven Funktionen. Studien haben gezeigt, dass regelmäßige Meditation und Bewegung in der Natur das **Gedächtnis** stärken, die **Konzentration** verbessern und sogar das Risiko für altersbedingte kognitive Erkrankungen reduzieren können.

Um diese Praxis in Ihren Alltag zu integrieren, beginnen Sie am besten mit kurzen, regelmäßigen Einheiten. Ein **zehnminütiger achtsamer Spaziergang** am Morgen oder in der Mittagspause kann ein guter Start sein. Konzentrieren Sie sich dabei auf Ihre Atmung, die Bewegungen Ihres Körpers und die Eindrücke der Umgebung.

Bewegen Sie sich und kräftigen Sie Ihre Muskeln

Bewegung, Dehnen und Muskeltraining bilden das Fundament für einen gesunden, leistungsfähigen Körper, der uns bis ins hohe Alter begleiten kann. Studien belegen, dass Menschen, die regelmäßig aktiv sind, ein geringeres Risiko für altersbedingte Erkrankungen wie **Diabetes, Herz-Kreislauf-Probleme** und sogar bestimmte **Krebsarten** haben.

Dehnen fördert **Flexibilität** und **Beweglichkeit** und trägt tatsächlich nicht nur zu einem »bewegteren«, sondern auch zu einem längeren Leben bei. Es hilft uns, beweglich zu bleiben, und verringert das Risiko von Verletzungen. Besonders wichtig ist das Dehnen für unsere **Faszien,** das Bindegewebe, das unseren gesamten Körper durchzieht. Gut gepflegte Faszien fördern eine bessere **Körperhaltung** und geschmeidigere **Bewegungsabläufe.**

Muskeltraining baut nicht nur **Kraft** auf, sondern spielt auch eine entscheidende Rolle für unseren **Stoffwechsel** und die **Knochendichte.** Ab dem 30. Lebensjahr beginnen wir, jährlich etwa 1 Prozent unserer **Muskelmasse** zu verlieren – ein Prozess, den wir durch gezieltes Training verlangsamen können. Starke Muskeln unterstützen unsere **Gelenke,** verbessern unsere **Balance** und helfen uns, im Alltag unabhängig zu bleiben. Zudem verbrennen Muskeln auch in Ruhe mehr Kalorien, was uns beim **Gewichtsmanagement** unterstützt.

Die Kombination dieser drei Elemente – Bewegung, Dehnen und Muskeltraining – schafft eine Synergie, die unseren Körper ganzheitlich stärkt und verjüngt. Sie fördert die Ausschüttung von **Wachstumshormonen** und **Endorphinen,** die nicht nur unsere Stimmung heben, sondern auch **Regenerationsprozesse** im Körper anregen. Regelmäßiges Training kann sogar die **Telomere** schützen, die Endstücke unserer Chromosomen, deren Länge mit der **Lebensdauer** in Verbindung gebracht wird.

Verausgaben Sie sich auch mal

Aus **Longevity**-Gründen ergibt es Sinn, regelmäßig über seine Grenzen zu gehen. **High Intensity Interval Training** (HIIT) hat die Fitnesswelt im Sturm erobert – und das aus gutem Grund. Diese Trainingsmethode verspricht maximale Ergebnisse in minimaler Zeit, was sie perfekt für unseren hektischen Alltag macht.

HIIT besteht aus kurzen, intensiven Trainingsintervallen, gefolgt von kurzen Erholungsphasen. Ein typisches HIIT-Workout dauert zwischen 15 und 30 Minuten, liefert aber oft die gleichen oder sogar bessere Ergebnisse als ein stundenlanges moderates Training. Der Schlüssel liegt in der Intensität: Während der Belastungsphasen geben Sie alles und bringen Ihren Körper an seine Grenzen.

Die Vorteile von HIIT sind beeindruckend. Es verbessert die **Herzgesundheit,** steigert die **Ausdauer,** fördert den **Fettabbau** und erhöht den **Nachbrenneffekt** – das bedeutet, dass der Körper auch nach dem Training weiter Kalorien verbrennt. Studien zeigen, dass regelmäßiges HIIT sogar die Insulinsensitivität verbessern und das Risiko für **Typ-2-Diabetes** senken kann.

HIIT in den Alltag zu integrieren ist einfacher, als man denkt. Sie könnten zum Beispiel den Tag mit einem zehnminütigen HIIT-Work-out starten. **Burpees, Mountain Climbers** und **Jumping Jacks** sind effektive Übungen, die weder viel Platz noch Ausrüstung erfordern. Oder nutzen Sie 15 Minuten Ihrer Mittagspause für ein schnelles HIIT: Treppensteigen, Seilspringen oder **Bodyweight-Übungen** sind ideal. Auch am Feierabend bieten sich Möglichkeiten: Integrieren Sie ein kurzes HIIT in Ihren Nachhauseweg, indem Sie zum Beispiel zwischen Laternenmasten sprinten oder an jeder zweiten Straßenecke Kniebeugen machen.

Selbst die **TV-Zeit** lässt sich nutzen: Verwandeln Sie Werbeblöcke in Mini-Work-outs. Jedes Mal, wenn eine Werbung kommt, machen Sie 30 Sekunden lang eine intensive Übung. Am Wochenende können Sie ein längeres HIIT-Work-out einplanen. Bereits 20 bis 30 Minuten können Ihre Fitness signifikant verbessern.

Beginnen Sie langsam und steigern Sie die Intensität allmählich. Zwei bis drei HIIT-Sessions pro Woche sind ein guter Start. Hören Sie auf Ihren Körper und geben Sie ihm Zeit zur Erholung. HIIT ist flexibel und anpassbar – ob Bodyweight-Übungen, Sprints oder Krafttraining, die Möglichkeiten sind endlos. Experimentieren Sie und finden Sie heraus, was Ihnen am meisten Spaß macht.

Achten Sie auf Ihren Schlaf

Schlaf und **Schlafqualität** werden oft vernachlässigt, obwohl sie entscheidend für unsere **Langlebigkeit** sind.

Während wir schlafen, durchläuft unser Körper verschiedene Phasen, die für die Regeneration und Reparatur von entscheidender Bedeutung sind. Während der **Tiefschlafphase** werden **Wachstumshormone** ausgeschüttet, die für den **Muskelaufbau** und die **Zellreparatur** verantwortlich sind. Gleichzeitig findet eine wichtige **Gedächtnisverarbeitung** statt, die uns hilft, Informationen zu speichern und zu verarbeiten.

Schlafmangel kann hingegen zu einer Vielzahl von gesundheitlichen Problemen führen. Studien zeigen, dass chronischer Schlafmangel das Risiko für **Herz-Kreislauf-Erkrankungen, Diabetes, Übergewicht** und sogar bestimmte **Krebsarten** erhöhen kann. Zudem kann er unsere Stimmung negativ beeinflussen und zu **Stress, Angstzuständen** und **Depressionen** führen.

Um die Qualität Ihres Schlafes zu verbessern, gibt es einige einfache, aber effektive Strategien. Beginnen Sie damit, eine **regelmäßige Schlafroutine** zu etablieren. Gehen Sie jeden Abend zur gleichen Zeit ins Bett und stehen Sie zur gleichen Zeit auf, selbst am Wochenende. Das hilft, Ihren natürlichen **Schlaf-wach-Rhythmus** zu stabilisieren. Achten Sie auch auf Ihre **Schlafumgebung.** Ein dunkles, kühles und ruhiges Schlafzimmer fördert einen erholsamen Schlaf.

Vermeiden Sie mindestens eine Stunde vor dem Schlafengehen Bildschirme und elektronische Geräte, da das **blaue Licht** dieser Geräte die Produktion des Schlafhormons **Melatonin** stören kann. Eine Blaufilterbrille kann hier hilfreich sein.

Entspannungstechniken wie Meditation, sanftes Dehnen oder das Lesen eines Buches können ebenfalls helfen, den Geist zu beruhigen und den Übergang in den Schlaf zu erleichtern.

Tracken Sie Ihre Gesundheit

Wearables sind weit mehr als nur modische Accessoires. Sie sind hoch entwickelte Sensoren, die kontinuierlich eine Vielzahl von **Gesundheitsdaten** erfassen. Von der **Herzfrequenz** und dem **Schlafrhythmus** bis hin zur Sauerstoffsättigung im Blut und sogar **EKG-Messungen** – diese Geräte liefern uns ein umfassendes Bild unseres Gesundheitszustands in Echtzeit und ermöglichen es uns dadurch, frühzeitig auf potenzielle Gesundheitsrisiken zu reagieren und unseren Lebensstil entsprechend anzupassen. Diese Daten nutzen zu können ist eine Methode des **Biohackings,** die ich nicht mehr missen möchte, denn der Einfluss von Wearables auf unsere **Langlebigkeit** ist bemerkenswert. Indem sie uns motivieren, mehr Schritte zu gehen, regelmäßiger zu trainieren und besser zu schlafen, fördern sie einen gesünderen Lebensstil.

Studien zeigen, dass Menschen, die Wearables nutzen, tendenziell aktiver sind und ein höheres Bewusstsein für ihre Gesundheit entwickeln. Dies kann langfristig zu einer Reduzierung von **Risikofaktoren** für chronische Krankheiten wie **Herz-Kreis-**

lauf-Erkrankungen und **Diabetes** führen – Hauptursachen für vorzeitige Sterblichkeit.

Besonders interessant ist die Rolle von Wearables in der **Präventivmedizin.** Durch die kontinuierliche Überwachung können subtile Veränderungen unserer Körperfunktionen erkannt werden, lange bevor sie zu ernsthaften Problemen führen. Ein unregelmäßiger **Herzrhythmus,** erhöhter **Blutdruck** oder Störungen im **Schlafmuster** können frühzeitig identifiziert und behandelt werden. Diese proaktive Herangehensweise an die Gesundheitsvorsorge hat das Potenzial, die **Lebenserwartung** deutlich zu verlängern.

Die Integration von **künstlicher Intelligenz** in Wearables eröffnet weitere faszinierende Möglichkeiten. KI-Algorithmen erkennen Muster in unseren Gesundheitsdaten und liefern personalisierte Empfehlungen. Von maßgeschneiderten **Ernährungsplänen** bis hin zu optimierten **Trainingsroutinen** – diese intelligenten Systeme helfen uns, unsere Gesundheit auf ein neues Niveau zu heben.

Vertiefen Sie Ihre sozialen Interaktionen

Wissenschaftliche Studien belegen eindrucksvoll, dass Menschen mit **starken sozialen Bindungen** nicht nur **glücklicher** sind, sondern auch **länger leben.**

Soziale Interaktionen sind weit mehr als nur ein angenehmer Zeitvertreib. Sie sind fundamentale Bausteine unseres **Wohlbefindens** und unserer **Gesundheit.** Wenn wir uns mit anderen Menschen austauschen, lachen, diskutieren oder einfach nur zusammen sind, setzt unser Körper eine Reihe von positiven **biochemischen Reaktionen** in Gang. **Oxytocin,** oft als »Kuschelhormon« bezeichnet, wird ausgeschüttet und reduziert **Stress,** während es gleichzeitig unser **Vertrauen** und unsere **Bindungsfähigkeit** stärkt. Soziale Interaktionen steigern zudem die Produktion von **Endorphinen,** unseren körpereigenen Glückshormonen, die Schmerzen lindern und das **Wohlbefinden** fördern.

Die gesundheitlichen Vorteile tiefer sozialer Beziehungen sind beeindruckend. Menschen mit einem starken sozialen Netzwerk haben ein geringeres Risiko für **Herz-Kreislauf-Erkrankungen, Depressionen** und sogar **Demenz.** Studien zeigen, dass **soziale Isolation** ähnlich schädliche Auswirkungen auf unsere Gesundheit haben kann wie **Rauchen** oder **Übergewicht.** Im Gegensatz dazu können enge Freundschaften und familiäre Bindungen unser **Immunsystem stärken,** unseren **Blutdruck senken** und sogar unsere **kognitive Funktion** im Alter verbessern.

Um die Qualität unserer sozialen Interaktionen zu vertiefen, ist es wichtig, bewusst **Zeit** und **Energie** in unsere Beziehungen zu investieren. Dies kann bedeuten, regelmäßige **Treffen** mit Freunden zu planen, sich in der **Gemeinschaft** zu engagieren oder neue **Hobbys** zu beginnen, die soziale Interaktionen fördern. Auch kleine Gesten wie ein freundliches Gespräch mit dem Nachbarn oder ein Lächeln für einen Fremden können unsere täglichen sozialen Verbindungen bereichern.

In einer Zeit, in der viele von uns im **Homeoffice** arbeiten oder **digital kommunizieren,** ist es besonders wichtig, bewusst Räume für **persönliche Begegnungen** zu schaffen. Ob ein gemeinsames Abendessen mit der Familie, ein Spaziergang mit einem Freund oder die Teilnahme an einem **Gruppenkurs** – jede Form der direkten Interaktion trägt zu unserem **sozialen Wohlbefinden** bei.

Interessanterweise belegen Forschungen, dass die **Qualität** unserer Beziehungen wichtiger ist als die **Quantität.** Es geht nicht darum, möglichst viele oberflächliche Kontakte zu haben, sondern einige wenige, aber dafür **tiefe** und **bedeutungsvolle Beziehungen** zu pflegen. Diese Art von Verbindungen bietet **emotionale Unterstützung,** fördert unsere persönliche Entwicklung und gibt unserem Leben **Sinn** und **Zweck.**

Für ältere Menschen sind soziale Interaktionen besonders wichtig. Sie können **Einsamkeit** und **Depression** vorbeugen, die kognitive Funktion aufrechterhalten und sogar die **Lebenserwartung verlängern.** Programme, die soziale Aktivitäten für Senioren fördern, haben sich als wirksame Strategien erwiesen, um die **Lebensqualität** im Alter zu verbessern.

Letztendlich sind tiefe soziale Interaktionen nicht nur ein Weg zu einem **längeren Leben,** sondern auch zu einem **erfüllteren.** Sie bereichern unsere Erfahrungen, bieten Unterstützung in schwierigen Zeiten und schaffen **Momente der Freude** und des **Glücks.** Indem wir bewusst Zeit und Energie in unsere Beziehungen investieren, investieren wir in unsere **Gesundheit,** unser **Wohlbefinden** und letztlich in ein **längeres, zufriedeneres Leben.**

Lassen Sie Ihre Hormone messen

Hormone sind die **chemischen Botenstoffe** unseres Körpers, die nahezu jeden Aspekt unserer Physiologie beeinflussen – von Stoffwechsel und Energie bis hin zu Stimmung und Schlaf. Eine regelmäßige **Optimierung** des Hormonhaushalts kann daher ein entscheidender Schritt auf dem Weg zu besserer Gesundheit und Langlebigkeit sein.

Ein hormonelles Ungleichgewicht kann zahlreiche Symptome verursachen, die oft fälschlicherweise dem normalen Alterungsprozess zugeschrieben werden. **Chronische Müdigkeit, Gewichtszunahme, Stimmungsschwankungen, verminderte Libido** oder **Schlafstörungen** können alles Anzeichen für hormonelle Dysbalancen sein.

Die Messung von Hormonen geht weit über übliche Routineuntersuchungen hinaus. Ein umfassendes **Hormonprofil** gibt Aufschluss über den Zustand verschiedener Hormonsysteme, darunter Schilddrüsenhormone, Sexualhormone wie

Östrogen, Testosteron und Progesteron und Stresshormone wie Cortisol. Auch weniger bekannte Hormone wie **DHEA, Melatonin** oder **Wachstumshormone** sollten in die Analyse einbezogen werden.

Der **Hormonspiegel** verändert sich mit dem Alter, was zu typischen altersbedingten Beschwerden führen kann. Das **frühzeitige Erkennen** und eine angemessene Behandlung hormoneller Ungleichgewichte können den **Alterungsprozess verlangsamen** und die Lebensqualität im fortgeschrittenen Alter verbessern. Studien zeigen, dass eine optimierte Hormonbalance das Risiko für altersbedingte Erkrankungen wie **Osteoporose, Herz-Kreislauf-Erkrankungen** und bestimmte Formen von **Demenz** senken kann.

Die **Behandlungsmöglichkeiten** für hormonelle Ungleichgewichte sind vielfältig und reichen von Lebensstiländerungen über natürliche Supplemente bis hin zu **Hormonersatztherapien.** Dabei ist ein **ganzheitlicher Ansatz** oft am erfolgversprechendsten.

Gut zu wissen: Biohacking und Longevity-Strategien für ein längeres Leben

Fakten

- Regelmäßiges Fasten für zelluläre Verjüngung und Autophagie
- Ketogene Phasen zur Stoffwechseloptimierung
- Vermeidung von hoch verarbeiteten Lebensmitteln (UPFs) und Konsum von Superfoods
- Meditation und Aufenthalt in der Natur für Stressreduktion
- Kombination aus Bewegung, Dehnen und Muskeltraining
- High Intensity Interval Training (HIIT) für maximale Ergebnisse
- Optimierung der Schlafqualität und -quantität
- Nutzung von Wearables zur Gesundheitsüberwachung
- Vertiefung sozialer Interaktionen für emotionales Wohlbefinden
- Regelmäßige Hormonmessungen und -optimierung

22
Biohacking
Evolution in unseren Händen

Wo wollen wir in 800 Jahren leben? Mit dieser Frage hat unsere Longevity-Reise begonnen. Sie verdeutlicht, wie kontrovers das Thema Langlebigkeit diskutiert wird. Der Wunsch nach einem möglichst langen Leben steht keinesfalls bei jedem Menschen im Vordergrund – das muss auch nicht sein. Doch der kleinste gemeinsame Nenner von uns allen ist sicherlich der Wunsch nach einem möglichst gesunden Leben.

Die Jahre, die wir leben, sollten wir selbstbestimmt verbringen können – körperlich und seelisch beweglich. Eingebunden in gute soziale Strukturen, mit Freunden und anderen lieben Menschen. Mit Zielen im Leben, Wünschen und Hoffnungen. Vielleicht sogar mit einer Mission – etwas, das uns morgens aufstehen lässt und unserem Dasein Sinn gibt.

Wir sind sterblich. Alles im Universum – von Lebewesen bis hin zu Planeten – unterliegt dem Kommen und Gehen. Diesem Fakt müssen wir uns stellen. Doch es stellt sich auch die philosophische Frage, ob das Sterben – der Tod – wirklich ein Problem ist.

Der griechische Philosoph Epikur hat das meiner Meinung nach fantastisch auf den Punkt gebracht: »Gewöhne dich an den Gedanken, dass der Tod uns nichts angeht. Denn alles Gute und Schlimme beruht auf der Wahrnehmung. Der Tod aber ist der Verlust der Wahrnehmung.« Ein wirklich tiefgründiger Gedanke, der uns einlädt, unsere Sicht auf das Lebensende zu überdenken. Vielleicht brauchen wir den Tod nicht zu fürchten, da er außerhalb unserer Erfahrungswelt liegt. Wir werden ihn niemals direkt erfahren. Solange wir leben, ist der Tod nicht da. Und wenn er eintritt, sind wir nicht mehr da. Dennoch sollten wir das Leben feiern, es genießen und uns wünschen, dass es möglichst lange andauert.

Als Biohacker verfolge ich einen recht punkigen Ansatz. Es ist mein Ansatz, nur meiner. Sie müssen ihn nicht teilen oder gut finden. Ich will Sie nicht überzeugen. Aber ich möchte Sie an meinem Traum teilhaben lassen.

Mein Traum ist eine Zukunft, in der Biohacking uns zu einer neuen Stufe der menschlichen Evolution führt. Eine Zukunft, in der wir Krankheiten nicht nur besiegen, sondern ihnen durch präventive Maßnahmen immer einen Schritt voraus sind. Wir gewinnen Zeit, indem wir unseren Körper so optimieren, dass ernste Krankheiten erst dann entstehen, wenn die Wissenschaft sie bereits heilen kann.

Ich stelle mir eine Welt vor, in der Menschen in sozialen Strukturen leben, wo Alt und Jung harmonisch Gemeinschaften bilden. Die Weisheit des Alters vereint sich mit der Energie der Jugend, was ein reiches Umfeld des gegenseitigen Lernens und der Unterstützung schafft.

Ich träume von einer Demokratisierung der Gesundheit, in der jeder Mensch die Kontrolle über seinen Körper hat. Durch Biohacking-Technologien wird jeder zum Experten für die eigene Gesundheit, mit der Fähigkeit, fundierte Entscheidungen über Optimierung und Behandlung zu treffen.

Meine Vision umfasst die Erweiterung der Grenzen des menschlichen Körpers durch die Integration von Technologie. Diese Symbiose eröffnet ungeahnte Möglichkeiten – zur Verbesserung unserer Sinne, Steigerung unserer Intelligenz und zur erheblichen Erhöhung unserer Lebenserwartung.

Meine Vision ist, das Bewusstsein in eine digitale Form zu übertragen – ein Total-Upload. Eine Welt, in der wir nicht mehr an die Beschränkungen unseres physischen Körpers gebunden sind. Eine Welt, in der wir digital ewig leben, lernen und unser

Wissen über Generationen hinweg weitergeben können, während wir gleichzeitig unseren ökologischen Fußabdruck minimieren.

Diese Vision mag heute noch wie Science-Fiction erscheinen, doch ich bin überzeugt, dass Biohacking der einzige Schlüssel ist, sie Wirklichkeit werden zu lassen. Nur wenn wir unseren Körper und Geist jetzt schon optimieren und schützen, können wir sicherstellen, dass wir gesund und leistungsfähig genug sind, um den unausweichlichen Upload in der Zukunft zu erleben.

Dieser Traum wurzelt im Ethos des Punk. Die Punk-Bewegung stand für Selbstermächtigung, Do-it-yourself-Mentalität und Rebellion gegen etablierte Systeme. Biohacking verkörpert diese Prinzipien, indem es die Kontrolle über den eigenen Körper und die eigene Gesundheit in die Hände des Individuums legt. Es ist eine Form des biologischen DIY, die traditionelle medizinische und gesellschaftliche Normen herausfordert.

Wie Punk hinterfragt auch Biohacking bestehende Strukturen und sucht nach neuen Wegen der Selbstverbesserung und gesellschaftlichen Veränderung. Biohacking ist die Brücke zu einer Zukunft, in der wir die Grenzen des Menschseins überwinden können und eine Gesellschaft schaffen, die auf Selbstbestimmung, Gemeinschaft und kontinuierlicher Verbesserung beruht.

Seien Sie kreativ!

Seien Sie autonom!

Seien Sie laut!

Ich wünsche Ihnen alles Gute auf Ihrer persönlichen Reise.

Literatur

Abrat, O. B./Storey, J. M. et al.: »High amylose starch consumption induces obesity in *Drosophila melanogaster* and metformin partially prevents accumulation of storage lipids and shortens lifespan of the insects«. In: *Comparative Biochemistry and Physiology – Part A: Molecular and Integrative Physiology 215,* 55–62 (2018).

Agha-Alinejad, H. et al.: »A Guide to Different Intensities of Exercise, Vaccination, and Sports Nutrition in the Course of Preparing Elite Athletes for the Management of Upper Respiratory Infections during the COVID-19 Pandemic: A Narrative Review«. In: *International Journal of Environmental Research and Public Health 19* (2022); https://doi.org/10.3390/ijerph19031888 (abgerufen am 7. Oktober 2024).

Allan, R./Mawhinney, C. et al.: »Is the ice bath finally melting? Cold water immersion is no greater than active recovery upon local and systemic inflammatory cellular stress in humans«. In: *Journal of Physiology 595,* 1857–1858 (2017).

Alves, M. D. de J. et al.: »Changes in Cytokines Concentration Following Long-Distance Running: A Systematic Review and Meta-Analysis«. In: *Frontiers in Physiology 13* (2022); https://doi.org/10.3389/fphys.2022.838069 (abgerufen am 7. Oktober 2024).

Anton, S. D. et al.: »Flipping the Metabolic Switch: Understanding and Applying the Health Benefits of Fasting«. In: *Obesity 26,* 254–268 (2017).

Antonio, J. et al.: »Common questions and misconceptions about creatine supplementation: what does the scientific evidence really show?«. In: *Journal of the International Society of Sports Nutrition 18,* (2022).

Asensi, M. T./Napoletano, A. et al.: »Low-Grade Inflammation and Ultra-Processed Foods Consumption: A Review«. In: *Nutrients 15* (2023); https://doi.org/10.3390/nu15061546 (abgerufen am 7. Oktober 2024).

Barzilai, N./Crandall, J. P. et al.: »Metformin as a Tool to Target Aging«. In: *Cell Metabolism 23* 1060–1065 (2016); https://doi.org/10.1016/j.cmet.2016. 05.011 (abgerufen am 7. Oktober 2024).

Berger, N. J. A. et al.: »Limits of Ultra: Towards an Interdisciplinary Understanding of Ultra-Endurance Running Performance«. In: *Sports Medicine* (2023); https://doi.org/10.1007/s40279-023-01936-8 (abgerufen am 7. Oktober 2024).

Berman, M. G./Jonides, J. et al.: »The Cognitive Benefits of Interacting With Nature«. In: *Sackler Institute* (2008).

Blagosklonny, M. V./Perspective, R.: »From rapalogs to anti-aging formula«. In: *Oncotarget 8*(22), 35492–35507 (2017); https://doi.org/10.18632/oncotarget.18033 (abgerufen am 7. Oktober 2024).

Boere, K./Lloyd, K. et al.: »Exercising is good for the brain but exercising outside is potentially better«. In: *Scientific Reports 13* (2023).

Calpino, K. M./Morrissette, J. D.: »Return-to-Play Recommendations After COVID-19 Diagnosis in High School Athletes«. In: *Journal of Athletic Training 56,* 1057–1060 (2021).

Castoldi, F. et al.: »Autophagy-mediated metabolic effects of aspirin«. In: *Cell Death Discovery 6* (2020).

Chen, G./Guardino, E. T. et al.: »Regular use of fish oil supplements and course of cardiovascular diseases: prospective cohort study«. In: *BMJ Medicine 3,* e000451 (2024).

Choi, H. S. et al.: »Repeated dry sauna therapy improves quality of life in obese Korean people«. In: *Korean Journal of Family Medicine 41,* 312–317 (2020).

Crowe, J. et al.: »The parasitic worm product ES-62 promotes health and life-span in a high calorie diet-accelerated mouse model of ageing«. In: *PLoS Pathogens 16* (2020).

Desai, R. J. et al.: »No association between initiation of phosphodiesterase-5 inhibitors and risk of incident Alzheimer's disease and related dementia: results from the Drug Repurposing for Effective Alzheimer's Medicines study«. In: *Brain Communications 4* (2022).

Dovizio, M./Tacconelli, S. et al.: »Mechanistic and pharmacological issues of aspirin as an anticancer agent«. In: *Pharmaceuticals 5* 1346–1371 (2012); https://doi.org/10.3390/ph5121346 (abgerufen am 7. Oktober 2024).

Dunn, E./Zhang, B. et al.: »Potential benefits of medium chain fatty

acids in aging and neurodegenerative disease«. In: *Frontiers in Aging Neuroscience 15* (2023).
Eliasson, P. et al.: »Statin treatment increases the clinical risk of tendinopathy through matrix metalloproteinase release – a cohort study design combined with an experimental study«. In: *Scientific Reports 9* (2019).
Fest, J. et al.: »The neutrophil-to-lymphocyte ratio is associated with mortality in the general population: The Rotterdam Study«. In: *European Journal of Epidemiology 34,* 463–470 (2019).
Gluckman, T. J. et al.: »2022 ACC Expert Consensus Decision Pathway on Cardiovascular Sequelae of COVID-19 in Adults: Myocarditis and Other Myocardial Involvement, Post-Acute Sequelae of SARS-CoV-2 Infection, and Return to Play: A Report of the American College of Cardiology Solution Set Oversight Committee«. In: *Journal of the American College of Cardiology 79,* 1717–1756 (2022).
Guardino, E. T. et al.: »Dietary ω-3 fatty acids and the incidence of atrial fibrillation in the Million Veteran Program«. In: *American Journal of Clinical Nutrition 118,* 406–411 (2023).
Gutch, M./Kumar, S. et al.: »Assessment of insulin sensitivity/resistance«. In: *Indian Journal of Endocrinology and Metabolism 19,* 160–164 (2015).
Hahn-Godeffroy, J. D./Mangold, S. et al.: »Longlasting improvement of somatic and psycho-vegetative disturbances under procaine infusions: A case-control series«. In: *Complementary Medicine Research 26,* 13–21 (2019).
Hallam, J./Jones, T. et al.: »Exercise after influenza or COVID-19 vaccination increases serum antibody without an increase in side effects«. In: *Brain, Behavior, and Immunity 102,* 1–10 (2022).
Harris, M. B./Kuo, C.-H.: »Scientific Challenges on Theory of Fat Burning by Exercise«. In: *Frontiers in Physiology 12* (2021).
Haseeb, S./Alexander, B. et al.: »Wine and Cardiovascular Health«. In: *Circulation 136,* 1434–1448 (2017).
Henderson, S. T. et al.: »Study of the ketogenic agent AC-1202 in mild to moderate Alzheimer's disease: A randomized, double-blind, placebo-controlled, multicenter trial«. In: *Nutrition and Metabolism 6* (2009).
Hoffman, K. B./Kraus, C. et al.: »A survey of the FDA's AERS database

regarding muscle and tendon adverse events linked to the statin drug class«. In: *PLoS ONE 7* (2012).

Huo, X./Finkelstein, J.: »Using Big Data to Uncover Association between Sildenafil Use and Reduced Risk of Alzheimer's Disease«. In: *Studies in Health Technology and Informatics 302* 866–870 (IOS Press BV, 2023).

Hussain, J. N. et al.: »Infrared sauna as exercise-mimetic? Physiological responses to infrared sauna vs exercise in healthy women: A randomized controlled crossover trial«. In: *Complementary Therapies in Medicine 64* (2022).

Hypoadiponectinemia in Obesity and Type 2 Diabetes: »Close Association with Insulin Resistance and Hyperinsulinemia«. In: *Clinical Diabetes and Nutrition Section* (2001).

Imai, S./Guarente, L.: »NAD+ and sirtuins in aging and disease«. In: *Trends in Cell Biology 24,* 464–471 (2014).

Jadhav, H. B./Annapure, U. S.: »Triglycerides of medium-chain fatty acids: a concise review«. In: *Journal of Food Science and Technology* (2022); https://link.springer.com/article/10.1007/s13197-022-05499-w (abgerufen am 7. Oktober 2024).

Johnson, K. E. et al.: »Cumulative Systolic Blood Pressure and Incident Stroke Type Variation by Race and Ethnicity«. In: *JAMA Network Open 7,* E248502 (2024).

Jonas Morin, Y. R. H. A. B.-F. A. O. K. P.: »Association between prescription drugs and all-cause mortality risk in the UK population«. In: *medRxiv* 2024.03.08.24303967 (2024).

Kaplama, M. E./Güneş, A. K. et al.: »Evaluation of the predictive role of neutrophil/lymphocyte ratio in the diagnosis of lymphoma in patients with asymptomatic and isolated cervical lymphadenopathy«. In: *Brazilian Journal of Otorhinolaryngology 87,* 210–216 (2021).

Kaya, H. et al.: »Association between neutrophil to lymphocyte ratio and severity of coronary artery disease«. In: *Clinical and Applied Thrombosis/Hemostasis 20,* 50–54 (2014).

Kim, D. et al.: »Old plasma dilution reduces human biological age: a clinical study«. In: *GeroScience 44,* 2701–2720 (2022).

Konopka, A. R. et al.: »Metformin inhibits mitochondrial adaptations to aerobic exercise training in older adults«. In: *Aging Cell 18* (2019).

Kouda, K./Iki, M.: »Beneficial effects of mild stress (Hormetic Effects):

Dietary restriction and health«. In: *Journal of Physiological Anthropology 29,* 127–132 (2010).
Lee, D./Lavie, C.J. et al.: »Optimal Dose of Running for Longevity«. In: *Journal of the American College of Cardiology 65,* 420–422 (2015).
Levine, M.E. et al.: »An epigenetic biomarker of aging for lifespan and healthspan«. In: *AGING 10* (2018); www.aging-us.com (abgerufen am 7. Oktober 2024).
Longo, V.D. et al.: »Interventions to slow aging in humans: Are we ready?«. In: *Aging Cell 14* 497–510 (2015); https://doi.org/10.1111/acel.12338 (abgerufen am 7. Oktober 2024).
López-Otín, C./Blasco, M.A. et al.: »The hallmarks of aging«. In: *Cell 153* 1194 (2013); https://doi.org/10.1016/j.cell.2013.05.039 (abgerufen am 7. Oktober 2024).
de Lorenzo, A. et al.: »New obesity classification criteria as a tool for bariatric surgery indication«. In: *World Journal of Gastroenterology 22,* 681 (2016).
Lucerón-Lucas-Torres, M. et al.: »Association between wine consumption and cancer: a systematic review and meta-analysis«. In: *Frontiers in Nutrition 10* (2023).
Madsen, T./Christensen, J.H. et al.: »The effect of dietary n-3 fatty acids on serum concentrations of C-reactive protein: a dose-response study«. In: *British Journal of Nutrition 89,* 517–522 (2003).
Malinowski, B. et al.: »Intermittent Fasting in Cardiovascular Disorders – An Overview«. In: *Nutrients 11,* 673 (2019).
Malta, E.S./Dutra, Y.M. et al.: »The Effects of Regular Cold-Water Immersion Use on Training-Induced Changes in Strength and Endurance Performance: A Systematic Review with Meta-Analysis«. In: *Sports Medicine 51* 161–174 (2021); https://doi.org/10.1007/s40279-020-01362-0 (abgerufen am 7. Oktober 2024).
Mannarino, M.R./Beckler, M.D. et al.: »Neutrophil to lymphocyte ratio is not related to carotid atherosclerosis progression and cardiovascular events in the primary prevention of cardiovascular disease: Results from the IMPROVE study«. In: *BioFactors 48,* 100–110 (2022).
Margină, D. et al.: »Chronic inflammation in the context of everyday life: Dietary changes as mitigating factors«. In: *International Journal of Environmental Research and Public Health 17,* 1–30

(2020); https://www.mdpi.com/1660-4601/17/11/4135 (abgerufen am 7. Oktober 2024).

Mattson, M. P./Moehl, K. et al.: »Intermittent metabolic switching, neuroplasticity and brain health«. In: *Nature Reviews Neuroscience 19,* 81–94 (2018).

Mcgaugh, E.: »A Review of Ketogenic Diet and Lifestyle«. In: *Missouri Medicine 119* (2022).

McKenzie, A. I. et al.: »Short-term exposure to a clinical dose of metformin increases skeletal muscle mitochondrial H_2O_2 emission and production in healthy, older adults: A randomized controlled trial«. In: *Experimental Gerontology 163,* 111804 (2022).

McNeil, J. J. et al.: »Effect of Aspirin on All-Cause Mortality in the Healthy Elderly«. In: *New England Journal of Medicine 379,* 1519–1528 (2018).

Mohammed, I./Hollenberg, M. D. et al.: »A Critical Review of the Evidence That Metformin Is a Putative Anti-Aging Drug That Enhances Healthspan and Extends Lifespan«. In: *Frontiers in Endocrinology 12* (2021); https://doi.org/10.3389/fendo.2021.718942 (abgerufen am 7. Oktober 2024).

Moro, T. et al.: »Twelve Months of Time-restricted Eating and Resistance Training Improves Inflammatory Markers and Cardiometabolic Risk Factors«. In: *Medicine and Science in Sports and Exercise 53,* 2577–2585 (2021).

Murata, S. et al.: »Blood biomarker profiles and exceptional longevity: comparison of centenarians and non-centenarians in a 35-year follow-up of the Swedish AMORIS cohort«. In: *GeroScience 46,* 1693–1702 (2024).

Nagy, S./Petrosky, S. N. et al.: »The Impact of Modern Dietary Practices on Cancer Risk and Progression: A Systematic Review«. In: *Cureus* (2023); https://doi.org/10.7759/cureus.46639 (abgerufen am 7. Oktober 2024).

Nikolaidis, P. T./Veniamakis, E. et al.: »Nutrition in ultra-endurance: State of the art«. In: *Nutrients 10* (2018); https://doi.org/10.3390/nu10121995 (abgerufen am 7. Oktober 2024).

O'Neill, B./Raggi, P. et al.: »The ketogenic diet: Pros and cons«. In: *Atherosclerosis 292,* 119–126 (2020); https://doi.org/10.1016/j.atherosclerosis.2019.11.021 (abgerufen am 7. Oktober 2024).

Ouchi, Y./Benozzi, S. et al.: »Ezetimibe Lipid-Lowering Trial on Prevention of Atherosclerotic Cardiovascular Disease in 75 or Older (EWTOPIA 75): A Randomized, Controlled Trial«. In: *Circulation 140*, 992–1003 (2019).

Pietrocola, F./Kroemer, G. et al.: »Aspirin Recapitulates Features of Caloric Restriction«. In: *Cell Reports 22*, 2395–2407 (2018).

Pischon, T./Blüher, M. et al.: »Plasma Adiponectin Levels and Risk of Myocardial Infarction in Men«; http://jama.jamanetwork.com/ (abgerufen am 7. Oktober 2024).

Popiolek-Kalisz, J./Kadam, N. et al.: »Ketogenic diet and cardiovascular risk – state of the art review«. In: *Current Problems in Cardiology 49* (2024); https://doi.org/10.1016/j.cpcardiol.2024.102402 (abgerufen am 7. Oktober 2024).

Pospi, D./Wang, C. H. et al.: »Immune system of cold-exposed and cold-adapted humans«. In: *Eur J Appl Physiol 72* (1996).

Ridwan, A./Santos, R. V. T. et al.: »Effects of massage therapy and exercise therapy on recovery of shin splints injury in women's long distance running athletes«. In: *Fizjoterapia Polska 23*, 122–127 (2023).

Santos, R. V. T./Bassit, R. A. et al.: »The effect of creatine supplementation upon inflammatory and muscle soreness markers after a 30 km race«. In: *Life Sciences 75*, 1917–1924 (2004).

Schmiedel, V./Pischon, T. et al.: »Omega-3 und stille Entzündungen«. In: *EHK 67* (2018).

Schön, M./de Toledo, F. W. et al.: »Effects of running on adiponectin, insulin and cytokines in cerebrospinal fluid in healthy young individuals«. In: *Scientific Reports 9* (2019).

Sears, B./Pospi, D. et al.: »Anti-inflammatory Diets«. In: *Journal of the American College of Nutrition 34*, 14–21 (2015).

Shetty, A. K./Kodali, M. et al.: »Emerging anti-aging strategies – Scientific basis and efficacy«. In: *Aging and Disease 9*, 1165–1184 (2018); https://doi.org/10.14336/AD.2018.1026 (abgerufen am 7. Oktober 2024).

Singh, C./Pradhan, K. et al.: »Phase III Pivotal comparative clinical trial of intranasal (iNCOVACC) and intramuscular COVID 19 vaccine (Covaxin®)«. In: *npj Vaccines 8* (2023).

Stenner, B./Buckley, J. D. et al.: »Associations between markers of health and playing golf in an Australian population«. In: *BMJ Open Sport & Exercise Medicine 5*, e000517 (2019).

Stevenson-Hoare, J./Escott-Price, V. et al.: »Comparison of long-term effects of metformin on longevity between people with type 2 diabetes and matched non-diabetic controls«. In: *BMC Public Health 23* (2023).

Sudy, E./Urbina, F. et al.: »Screening of glucose/insulin metabolic alterations in men with multiple skin tags on the neck«. In: *JDDG – Journal of the German Society of Dermatology 6*, 852–855 (2008).

Szűcs, G. et al.: »Effect of Eccentric Exercise on Metabolic Health in Diabetes and Obesity«. In: *Sports Medicine – Open 9* (2023); https://doi.org/10.1186/s40798-023-00596-2 (abgerufen am 7. Oktober 2024).

Thornton, O. R. et al.: »Varying Levels of Carbohydrate and Fat Diets for Ultramarathon Running: A Review on Performance and Health Outcomes«. In: *Asian Journal of Food Research and Nutrition 2* (2023); https://www.sdiarticle5.com/review-history/97796 (abgerufen am 7. Oktober 2024).

Tira, R./Kadam, N. et al.: »Espresso Coffee Mitigates the Aggregation and Condensation of Alzheimer's Associated Tau Protein«. In: *Journal of Agricultural and Food Chemistry 71*, 11429–11441 (2023).

de Toledo, F. W./Grundler, F. et al.: »Safety, health improvement and well-being during a 4 to 21-day fasting period in an observational study including 1422 subjects«. In: *PLoS ONE 14* (2019).

Unger, G./Perruzza, F. et al.: »Triglycerides and glucose index: A useful indicator of insulin resistance«. In: *Endocrinol Nutr 61* (2014); www.elsevier.es/endo (abgerufen am 7. Oktober 2024).

Verdin, E./Kadam, N. et al.: »NAD+ in aging, metabolism, and neurodegeneration«. In: *Science 350*, 1208–1213 (2015).

Versteeg, N./Hohenauer, E. et al.: »Effects of 3-week repeated cold water immersion on leukocyte counts and cardiovascular factors: an exploratory study«. In: *Frontiers in Physiology 14* (2023).

Viktorisson, A. et al.: »Domain-Specific Physical Activity and Stroke in Sweden«. In: *JAMA Network Open 7*, E2413453 (2024).

Walton, R. G. et al.: »Metformin blunts muscle hypertrophy in response to progressive resistance exercise training in older adults: A randomized, double-blind, placebo-controlled, multicenter trial: The MASTERS trial«. In: *Aging Cell 18* (2019).

Webb, A. J. S. et al.: »Cerebrovascular Effects of Sildenafil in Small Ves-

sel Disease: The OxHARP Trial«. In: *Circulation Research 135,* 320–331 (2024).
Weber, D. D. et al.: »Ketogenic diet in the treatment of cancer – Where do we stand?«. In: *Molecular Metabolism 33,* 102–121 (2020); https://doi.org/10.1016/j.molmet.2019.06.026 (abgerufen am 7. Oktober 2024).
Wilkinson, M. J. et al.: »Ten-Hour Time-Restricted Eating Reduces Weight, Blood Pressure, and Atherogenic Lipids in Patients with Metabolic Syndrome«. In: *Cell Metabolism 31,* 92–104.e5 (2020).
Xie, K. et al.: »Deep phenotyping and lifetime trajectories reveal limited effects of longevity regulators on the aging process in C57BL/6J mice«. In: *Nature Communications 13* (2022).
Yi, L. et al.: »The efficacy and safety of β-nicotinamide mononucleotide (NMN) supplementation in healthy middle-aged adults: a randomized, multicenter, double-blind, placebo-controlled, parallel-group, dose-dependent clinical trial«. In: *GeroScience 45,* 29–43 (2023).
Zhang, X. et al.: »Hypothalamic IKKβ/NF-κB and ER Stress Link Overnutrition to Energy Imbalance and Obesity«. In: *Cell 135,* 61–73 (2008).
Zhao, Z. et al.: »A ketogenic diet as a potential novel therapeutic intervention in amyotrophic lateral sclerosis«. In: *BMC Neuroscience 7* (2006).
Zope, P. J./Kadam, N. et al.: »Efficacy of Cryo-compression on Shin Splints in Female Amateur Marathon Runners«. In: *Original Research Article 10,* 4358–63 (2022).

Dr. med. Carsten Lekutat

Die 1-Minuten-Strategie

Wie Sie mit Micro-Preps gesünder werden und Ihr Leben verlängern

Alles, was Sie brauchen, ist 1 Minute Zeit!

Der bekannte TV-Arzt Dr. med. Carsten Lekutat zeigt, wie Sie mit der richtigen Strategie und Motivation Ihre Gesundheit nachhaltig verbessern. Dafür hat er Micro-Preps entwickelt, kleine, freudvolle, alltagstaugliche Einheiten, die dauerhaft einen gesünderen Lebensstil bewirken.

Wie soll das gehen? Ganz einfach: 1 Minute Pause während des Essens ist die perfekte Gewichtskontrolle; 1 Minute Blitzentspannung kann Panikattacken beenden und 1 Minute kalt duschen schützt das Immunsystem …

- Das 4-Wochen-Programm – wissenschaftlich fundiert
- Micro-Preps für jeden Wochentag: 1 Minute Bewegung, 1 Minute Ernährung, 1 Minute Stressreduktion
- Los geht's!

KNAUR
MENSSANA

Dr. med. Carsten Lekutat

Einfach abnehmen

Mit gesunden Bio-Hacks zum Wohlfühlgewicht

Ganz entspannt im Alltag abnehmen

In seinem neuen Gesundheits-Ratgeber stellt Bestsellerautor Dr. med. Carsten Lekutat die besten Methoden vor, um dauerhaft Gewicht zu verlieren. In einem 4-Wochen-Programm erklärt er, wie ein kleines bisschen Engagement jeden Tag den wirklich großen Unterschied beim Abnehmen macht: Mit seinen wissenschaftlich fundierten Bio-Hacks gelingt es, dauerhaft das eigene Wohlfühlgewicht zu erreichen. Die Bio-Hacks …

- regulieren das Gewicht,
- bringen die Hormone in Balance,
- kurbeln den Stoffwechsel an,
- heilen Entzündungen,
- reduzieren Stress.

Es ist ganz einfach und macht Spaß – ohne Diäten, ohne Kraftaufwand und ohne Kalorienverzicht.

KNAUR
MENSSANA